L'énigme d'Ebola en Guinée

Collection « Études africaines »

dirigée par Denis Pryen et son équipe

Forte de plus de mille titres publiés à ce jour, la collection « Études africaines » fait peau neuve. Elle présentera toujours les essais généraux qui ont fait son succès, mais se déclinera désormais également par séries thématiques : droit, économie, politique, sociologie, etc.

Dernières parutions

Arsène Francoeur NGANGA et Roland Christian MBINDA-NZAOU, *Peuples et civilisations kongo dans le sud du Gabon*, 2020.
Sylvain OBAME, *Gabon : la réforme administrative sans la réforme de l'État,* 2020.
Gilbert TEMBO NZAMBE, *Le défi du multiculturalisme en Afrique. La question des minorités autochtones*, 2020.
Bernadette Clara Alvine AYO MBARGA, *La mission de la femme dans le processus de réconciliation*, 2020.
Albert YANGARI, *Dictionnaire des noms de personnes chez les Ungom*, 2020.
Joseph-Éric NNOMENKO'O, *Problématique foncière et trajectoires de développement en Afrique subsaharienne, L'exemple du Cameroun,* 2020.
Brice POREAU, *Rwanda : une ère nouvelle. Comprendre le travail de reconnaissance (nouvelle édition)*, 2020.
Holy HOLENU MANGENDA, *Kinshasa. Urbanisation et enjeux écologiques durables*, 2020.
Jean-Claude ELOUNDOU, *Afrique : ton développement en question*, 2020.
Boureïma Nikiema OUÉDRAOGO, *Sociologie des violences contre l'État au Burkina Faso. Question nationale et identités*, 2020.
Jean-Fernand BÉDIA, *Lumières postcoloniales, Pour un nouvel esprit critique littéraire en Afrique francophone*, 2020
Simon NGONO (dir.), *La communication de l'État en Afrique. Discours, ressorts et positionnements*, 2020.

Abdoulaye Wotem SOMPARÉ

L'énigme d'Ebola en Guinée

Une étude socio-anthropologique des réticences

L'Harmattan

5-7, rue de l'École-Polytechnique, 75005 Paris

http://www.editions-harmattan.fr

ISBN : 978-2-343-19299-4
EAN : 9782343192994

Remerciements

Avant tout, je remercie Ester, mon épouse et collègue de travail qui m'a donné l'idée d'écrire ce livre après avoir constaté que j'avais recueilli de nombreuses données de terrain dans le cadre de la lutte contre la maladie à virus Ebola, en tant que consultant socio-anthropologue de l'OMS.

Elle n'a ménagé aucun effort, en m'accompagnant pendant la rédaction de cet ouvrage. C'est le lieu et le moment de la remercier pour ses lectures, relectures et suggestions, surtout relatives à l'utilisation de certains concepts et théories de la science politique.

Je remercie les représentants résidents de l'OMS, en l'occurrence le Pr. Dangou, qui m'a permis d'intégrer l'OMS en tant que socio-anthropologue, après avoir lu mon CV, et Dr Belhocine, qui m'a particulièrement sollicité pour la mission de Tana. Je les remercie pour leur ouverture à l'égard de la contribution des socio-anthropologues pendant cette épidémie et je suis également reconnaissant, pour la même raison, à Dr. Sakoba Keita, directeur de la Coordination nationale de la Riposte.

Merci aussi aux responsables de la mobilisation sociale de l'OMS, notamment Mr Paris KOUTA, sans oublier mes collègues socio-anthropologues : Pr NIANG, Sona Mady CAMARA, Amadou BOIRO, David NYEREKE, Doyen Lamarana DIALLO, Yèbè BAH, Jean-Pierre OUENDOUNO, Mamadou Kaba SOW, Amadou KAKE et tant d'autres. Un remerciement particulier à Madame Ghislene MOUSSOUAMY, la directrice de la MOSO à Dubreka et du bureau OMS Gabon. Merci aussi à Monsieur KONATE de l'OMS Guinée et Monsieur KONATE de l'OMS Côte d'Ivoire.

Je n'oublie pas les DPS de Dubréka Dr Fodé CISSE et de Matoto, Dr KATY, la Directrice du Centre de Santé de Gbèssia, Mme SOMPARE Bébé, en bref tous les médecins avec lesquels j'ai collaboré dans le cadre de la lutte contre Ebola en Guinée.

Je remercie les jeunes professeurs de l'Université Julius Nyerere de Kankan, M. Aboubacar Olivier DIALLO, Dr Brahima KABA et Mamady Koria KOUROUMA, pour leur relecture du manuscrit final.

Merci aussi à ma belle-famille : à Monsieur et Madame Botta, qui m'ont offert un cadre de travail agréable pendant les vacances en Italie et à la tante Milena Negroni pour ses encouragements.

Je ne peux pas terminer ces remerciements sans mentionner les membres de ma famille qui m'ont soutenu dans les études et, en particulier, ma mère Hadja Fatou Sampil, qui depuis mon enfance m'a prodigué son aide et ses conseils pour que je puisse réussir dans ma carrière scolaire et universitaire.

Je dédie ce livre à la mémoire de mon frère et tuteur, Honorable feu Aboubacar Somparé, qui aurait été fier de le lire. Je tiens à lui rendre hommage pour son investissement dans mon éducation et pour la solidarité intergénérationnelle dont j'ai bénéficié. Lorsque j'étais élève, il me disait souvent : « Toi, tu es le dernier de la famille. Personne n'a besoin de ton argent, donc tu n'as pas de choix, tu dois étudier ». Je le remercie de m'avoir indiqué ainsi, par ses conseils et son exemple d'intellectuel africain, le chemin à suivre.

Note de l'auteur : La pandémie de Coronavirus et l'actualité d'Ebola sur fond d'inégalité sociale

Décidément, ce début du siècle est marqué par des épidémies et des pandémies, notamment Ebola en Afrique de l'Ouest entre la fin de 2013 et 2015, avant sa résurgence en 2018 au Congo. Pendant que, encore une fois, la Riposte cherche à vaincre cette maladie, une nouvelle épidémie est en train de frapper le monde entier. Contrairement à l'épidémie d'Ebola, qui est toujours apparue en Afrique dans les contrées rurales les plus lointaines et enclavées, cette fois-ci l'épidémie éclate dans la Chine émergente, le pays le plus peuplé du monde et la deuxième économie mondiale. Coronavirus, dont la propagation est beaucoup plus rapide, s'est répandu très vite dans les Pays occidentaux les plus développés, notamment la France, l'Italie, l'Allemagne et l'Espagne. Désormais, tous les Pays se sentent touchés ou menacés par cette épidémie qui a contribué à mettre en quarantaine un tiers de la population de la planète. Certes, Ebola avait un taux de létalité très élevé, de 70 à 80 %, mais Coronavirus, beaucoup plus contagieux, se propage à une vitesse exponentielle, en révélant ainsi les faiblesses des systèmes de santé les plus performants du monde, comme celui de la France.

Ce livre a été rédigé pendant les vacances scolaires et universitaires, entre 2016 et 2019. Quand l'épidémie de coronavirus a éclaté, il était déjà chez l'éditeur depuis six mois et on venait de me le retourner pour apporter les dernières corrections. C'est pourquoi il m'a semblé qu'on ne pouvait pas publier un livre sur l'épidémie d'Ebola, qui avait été considérée, il y a cinq ans, comme la plus importante du XXI siècle, en ignorant la nouvelle pandémie d'une ampleur mondiale. J'introduis donc cette note pour établir quelques analogies entre ces deux catastrophes successives, car l'épidémie d'Ebola peut nous apprendre beaucoup sur les réticences, les contraintes, les stratégies pour contrer la maladie et les erreurs qui ont été commises par la Riposte.

D'un point de vue géopolitique, ce qui est frappant, c'est le fait que les catastrophes humanitaires touchent habituellement les Pays les plus pauvres, notamment les nations africaines, au point de caricaturer ce continent comme la terre des épidémies, notamment le choléra ou Ebola. De plus, l'Afrique est perçue comme le berceau des conflits politiques à caractère ethnique et régionaliste, ayant des conséquences sur le plan humanitaire : d'importantes pertes de vies humaines, des déplacements des populations qui perdent leur habitat, etc. D'ailleurs, de tels évènements représentent l'une des principales causes des migrations forcées et clandestines, que les partis politiques de droite des Pays occidentaux perçoivent comme une menace, comme si la maladie et la pauvreté déferlaient sur l'Europe avec les vagues de migrants. Le personnel qui accueille les migrants dans les ports de l'Italie ou de l'Espagne porte des tenues qui ne sont pas sans rappeler celles de la Croix rouge pendant Ebola en Afrique, comme si les migrants qui arrivent étaient porteurs d'une potentielle menace sanitaire. Comme ironie du sort, autrefois, les migrants européens aux Etats-Unis étaient d'abord mis en quarantaine sur l'ile de Ellis Island avant d'être intégrés dans la société américaine. Cette fois-ci, il y a un renversement de la situation, qui implique aussi un bouleversement des imaginaires, un changement des regards souvent teintés de clichés et de préjugés. Ces préjugés ont la vie tellement longue que, alors que l'Italie était déjà très touchée par l'épidémie, des sympathisants de la Ligue du Nord se demandaient dans les journaux et sur les sites internet si les migrants africains n'allaient pas propager Coronavirus en Italie, au moment où l'Afrique ne comptait aucun cas de cette épidémie !

Paradoxalement, tous les premiers cas de COVID 19 ont été importés de l'Europe : c'est pourquoi les Africains, pour une fois, au lieu de regarder l'Europe comme le paradis sur terre et la patrie du bonheur, considèrent ce continent comme le lieu de provenance du malheur et s'empressent de fermer leurs frontières. Face à cette situation sanitaire et ses conséquences inédites, il y a plusieurs interprétations en cours et des rumeurs en phase d'éclosion, qui nous rappellent étrangement de l'épidémie d'Ebola. Nous avons observé des analogies entre les comportements des populations pendant ces deux épidémies qui nous rappellent à quel point, face à une telle urgence sanitaire ou à d'autres circonstances inattendues et menaçantes, les personnes réagissent de la même manière, ce qui semble relever d'une nature humaine universelle au sens anthropologique du terme.

Lorsque les êtres humains sont confrontés à une nouvelle situation, menaçante et dangereuse, cela entraîne des réticences et des rumeurs. Tel a été le cas aussi du Sida en Europe et, actuellement, de la nouvelle pandémie de Coronavirus. En Guinée, dans une attitude ethnocentriste, on avait attribué l'apparition d'Ebola aux populations de la Guinée forestière, accusées de « manger tout ». Or, face à cette nouvelle pandémie de Coronavirus, dès sa première apparition, on a commencé à accuser les Chinois, en Europe et en Afrique, d'avoir provoqué cette maladie en raison de leurs habitudes alimentaires. Avant que cette épidémie ne s'abatte sur l'Italie, un élu de la Ligue du Nord s'est exclamé : « Nous avons tous vu des Chinois manger des souris toutes crues ! » En Guinée, on a vu les mêmes réactions teintées de préjugés lorsque les populations attribuaient l'apparition de cette épidémie en Chine au fait que les Chinois consommeraient des aliments tels que le chien ou le serpent. Nous avons même entendu un ressortissant de la Guinée forestière, dont la communauté avait été pourtant stigmatisée pendant l'épidémie d'Ebola, en train de dire : « Une telle épidémie est certainement provoquée par les habitudes alimentaires des Chinois parce qu'eux, ils mangent tout ! ».

Tout comme pendant l'épidémie d'Ebola, nous assistons à l'apparition d'argumentaires à caractère religieux, selon lesquels cette nouvelle pandémie n'est rien d'autre qu'une sanction divine contre les Occidentaux qui auraient abandonné certaines valeurs morales. De plus, beaucoup de rumeurs et d'interrogations, insinuent que Coronavirus, tout comme Ebola, ne serait pas d'origine naturelle, mais qu'il serait provoqué par une volonté ou une erreur humaine suite à des expériences scientifiques. Ces rumeurs sont renforcées par le fait que le premier foyer de cette épidémie, la ville de Wuhan, abrite un très grand centre de recherche bactériologique de niveau P4, où l'on étudie les microbes les plus dangereux. Cette fois-ci, ces rumeurs n'empruntent pas en Guinée une coloration post-coloniale, qui attribuait l'apparition d'Ebola aux Occidentaux dans le but d'infliger aux anciennes colonies une nouvelle forme de domination et d'exploitation. L'argumentaire post-colonial, toujours prêt à ressurgir dans ce Pays de tradition nationaliste et anticoloniale, n'a pas eu assez de succès, dans la mesure où ce sont les Pays occidentaux qui sont encore plus frappés par cette épidémie. Cependant, depuis le début de ce mois d'avril 2020, ce genre d'argumentaires a tendance à ressurgir suite à un projet d'essais vaccinaux, qui suscite l'indignation de certains Africains interviewés par Radio France Internationale. Ces derniers soupçonnent les laboratoires européens d'utiliser les Africains comme des cobayes dans une logique de domination postcoloniale.

Comme la lutte contre l'épidémie de Coronavirus suppose des mesures plus contraignantes, touchant un grand nombre de personnes surtout dans les grandes agglomérations urbaines, qui sont actuellement en confinement, elle pourrait susciter plus de réticences, voire des résistances. Tel a été le cas des populations d'un quartier de la ville d'Abidjan, dans la commune urbaine de Yopougon Toit Rouge, lorsque les populations se sont insurgées contre la construction d'un centre de dépistage, en pensant qu'il s'agissait plutôt d'un centre de traitement. Cela nous rappelle d'ailleurs des périodes de lutte contre Ebola en Guinée, où les populations de certains quartiers de la commune urbaine de Matoto se sont opposées farouchement à la construction d'un

CTE (Centre de Traitement d'Ebola). Elles ont voulu ainsi protéger leur quartier dans un contexte de méfiance envers les autorités locales et centrales, en organisant des mouvements NIMBY (Not In My Back Yard), comme expliqué dans le chapitre 6.1.2.

Certes, les réticences que nous avons connues en Guinée pendant l'épidémie ne sont pas comparables à celles que nous observons actuellement en Europe. Cependant, il y a eu des comportements de réticence, exprimés par exemple par plus de 7000 plaintes contre des citoyens italiens qui ne respectent pas les mesures restrictives. Tout comme en Italie actuellement, pendant l'épidémie d'Ebola les jeunes apparaissent plus réfractaires aux contraintes de la Riposte. Par exemple, en milieu rural guinéen, nous avons constaté que pendant les micro-cerclage (confinement partiel) de certaines localités, ce sont les jeunes, notamment des adolescents, qui avaient du mal à rester à leur domicile. En Italie, c'est la population juvénile qui peine à renoncer à des moments de loisir et sociabilité pendant cette épidémie, par exemple en fréquentant les bars ou les cafés. Nous avons vu également les populations du nord de l'Italie qui fuyaient le confinement pour se rendre dans les villes du Sud, en favorisant ainsi la propagation de coronavirus. En Guinée, où la Riposte n'a pas été si contraignante en termes de confinement, ces comportements ont été attribués, dans les médias occidentaux et africains, à l'analphabétisme et à l'attachement aveugle à des traditions archaïques.

Or, ce qui est frappant dans l'analyse et l'interprétation des comportements des populations occidentales actuellement soumises à la quarantaine, c'est le fait que la dimension culturelle de leur conduite est complètement ignorée. Cela contraste avec la manière dont les médias et beaucoup de spécialistes des sciences médicales et sociales se sont appesantis sur une interprétation essentiellement culturaliste des réticences. Par exemple, la chaîne France 24 nous montre des images des Français qui sont en train de s'exposer aux amendes parce qu'ils veulent partir à tout prix pendant les congés de printemps. De la même manière, en Italie, tous les messages de sensibilisation se focalisent sur la nécessité de renoncer à ces vacances qui font partie des habitudes culturelles des populations occidentales de tradition catholique. De manière plus générale, les sociétés industrielles capitalistes de consommation ont institutionnalisé les vacances comme un moment de répit dans une société dominée par le travail : elles sont devenues un véritable besoin, avec l'adhésion des classes populaires au mode de vie de la bourgeoisie, comme nous l'explique Herbert Marcuse (1968). Mais les médias et les scientifiques étant dans le même moule culturel occidental sous-estiment la dimension culturelle de ces conduites, comme si le fait de vouloir partir en vacances était un fait universel. Or, les populations africaines soumises au confinement à cause de Coronavirus sont loin de penser aux vacances, qui ne font pas partie de leurs habitudes. Une telle incapacité des médias ou des acteurs de la Riposte contre Coronavirus de voir les aspects culturels des réticences en Occident peut nous rappeler de l'anthropologie symétrique de Bruno Latour (1991), à laquelle nous allons nous référer dans le deuxième chapitre de cet ouvrage. Latour souligne que les anthropologues occidentaux, en étudiant les pratiques et les croyances des guérisseurs africains, s'appesantissent sur le contexte culturel qui a façonné leurs convictions et leur manière de travailler. Cependant, les laborantins ou les médecins occidentaux ne sont jamais étudiés en tenant compte de leur contexte culturel, de leurs croyances et de la manière dont celles-ci influencent leurs pratiques de soignants ou de scientifiques. Or, même si leur démarche est fondée rationnellement et scientifiquement, elle demeure avant tout le produit d'une culture occidentale.

Pendant l'épidémie d'Ebola, la quarantaine proprement dite ne concernait que les familles où il y a eu des cas de contagion. Le confinement partiel qu'on appelait « microcerclage » était appliqué seulement aux localités du milieu rural qui était très touchées par l'épidémie. Malgré cela, les populations ont beaucoup ressenti les impacts de ces stratégies qui ont contribué à la privation de liberté et à la stigmatisation de leur famille ou de leur quartier. Certes, il y a eu des compensations alimentaires fournies par le PAM, qui donnait des sacs de riz, d'haricots ou de maïs. Cependant, elles n'ont jamais été suffisantes, surtout en milieu rural, où les paysans en confinement et en quarantaine n'ont pas pu se rendre dans les champs pour cultiver. (Voir chapitre 4.2). Ensuite, si les quarantaines ou les confinements partiels ont été plus supportables en milieu rural, ils ont été beaucoup plus difficiles à respecter dans les zones urbaines des quartiers périphériques dans les banlieues de Conakry. Les citadins africains, beaucoup plus nombreux, sont plus dépendants des revenus quotidiens du secteur informel, par rapport aux paysans qui peuvent stocker leur récolte. Dans ce cas, il y a lieu de craindre les impacts socio-économiques du confinement de grandes agglomérations urbaines africaines, notamment Abidjan, Conakry, Kinshasa, etc.

De plus, à l'image d'Ebola en Guinée, le repérage des contacts afin de circonscrire l'épidémie serait particulièrement difficile dans les banlieues de Conakry, dans un contexte de surpopulation, en l'absence d'infrastructures sanitaires publiques et de prolifération des cliniques privées. Ces dernières ont été des nids d'Ebola, où se cachaient des contaminés et des contacts. (Voir chapitre 5). Si nous tenons compte d'une telle faiblesse du système de santé en Guinée, à l'instar de plusieurs Pays, nous pouvons comprendre aisément, avec beaucoup d'inquiétudes, que Coronavirus a des terreaux très favorables à sa propagation rapide en Guinée, où l'itinéraire thérapeutique des patients est à la fois long et complexe. Nous avons pu le constater avec le cas de la deuxième femme qui a été testée positive au COVID 19. Cette dernière était déjà passée dans deux cliniques privées, où on lui avait diagnostiqué le paludisme, avant de se rendre à l'ANSS (Agence Nationale de Sécurité Sanitaire) pour être soumise au test de dépistage, qui s'est avéré positif. C'est ainsi qu'elle a exposé plusieurs personnes au Coronavirus en un temps record. Heureusement, cette personne était relativement aisée, sinon elle aurait fréquenté des cliniques de quartier, voire des guérisseurs traditionnels. Au terme d'un long périple, où les patients naviguent entre automédication, médecine moderne et traditionnelle, elle aurait exposé des centaines de personnes à cette maladie, dont la chaîne de contamination aurait été extrêmement difficile à reconstituer. C'est ce qui a rendu la tâche des médecins superviseurs de l'OMS très ardue dans la grande agglomération urbaine de Conakry pendant l'épidémie d'Ebola.

Cette fois-ci, nous avons cru que les populations étaient plus convaincues de l'existence de cette pandémie et de sa dangerosité dès le début de son apparition en Occident et en Afrique. Mais nous venons de constater que, tout comme pendant la période d'Ebola, la fréquentation des hôpitaux a encore beaucoup diminué. Dans la ville de Siguiri, au nord de la Guinée, vers le Mali, où nous avons fait des enquêtes à la mi-avril 2020, les personnels soignants de l'hôpital préfectoral et des centres de santé affirment avoir perdu près de la moitié de leur clientèle depuis l'apparition de l'épidémie de Corona. Les populations demeurent encore une fois méfiantes envers les institutions sanitaires et leur personnel. C'est pourquoi plusieurs patients se tournent de plus en plus vers les cliniques, officielles ou clandestines, qui sont plus nombreuses d'ailleurs, même si beaucoup d'entre elles ne répondent pas aux critères d'hygiène et de qualification du personnel. Or, la prolifération des cliniques en milieu urbain, notamment à Conakry, représentait un terreau très favorable à la propagation rapide de l'épidémie d'Ebola.

De plus, cette pandémie est révélatrice d'une inégalité sociale qui existe entre les élites des différents Pays et leurs populations les plus pauvres. Comme certains sociologues l'ont montré (Wagner 2007) la mondialisation a favorisé, en plus des échanges économiques, une très grande mobilité des élites, contrairement aux populations les plus pauvres. Cela est encore plus perceptible dans les Pays en voie de développement, caractérisés par des inégalités d'accès à la mobilité et à la migration, dans la mesure où c'est une minorité nantie, cultivée et cosmopolite qui accède plus facilement aux visas et à la possibilité de circuler. Or, Ebola avait touché les populations les plus pauvres et les moins alphabétisées, en frappant des zones rurales enclavées et des quartiers déshérités des grandes villes. Au contraire, cette fois-ci, c'est l'élite africaine qui a été d'abord exposée : pour s'en convaincre, référons-nous aux trois premières chaînes de contamination en Guinée : une femme belge, travaillant pour une institution internationale, une femme d'affaires guinéenne revenue d'un voyage en Italie et un couple aisé (dont l'époux est un haut cadre de l'Etat) qui a été testé positif après un séjour touristique en France. A l'instar d'autres Pays, il y a maintenant plusieurs hauts cadres de l'Etat qui ont été contaminés, le ministre des Transports et des Travaux publics et une ancienne ministre membre actif de la société civile. Mais en Guinée, par habitude et par imitation des Pays du Nord, on a recyclé les vieilles recettes, comme au temps d'Ebola, en exhortant les gens à se laver les mains et à garder la distance. Il s'agit encore une fois d'une communication verticale, élaborée et monopolisée par l'élite, où l'on regarde de haut les populations guinéennes en leur demandant de changer de comportement et de croire à l'existence de cette épidémie. On n'a pas élaboré des messages ciblés pour les élites, les hommes d'affaires, les hauts cadres de l'Etat, en les amenant à renoncer, pendant cette période de l'épidémie, au privilège de la mobilité, à leur style de vie et à leurs pratiques distinctives, au sens bourdieusien du terme. (Bourdieu 1979) Ces individus issus de la bourgeoisie de l'Etat ont souvent des familles transnationales avec une épouse et des enfants qui étudient dans les Pays occidentaux, ce qui les amène à circuler entre la Guinée et ces Etats. Le fait d'aller se soigner à l'étranger, notamment au Maroc, en Tunisie ou en France, constitue également l'une des pratiques distinctives de l'élite africaine. En fuyant les conséquences des faiblesses du système de santé des Pays d'origine, notamment le manque d'équipement et les graves erreurs médicales, ils se sentent à l'abri de tous les aléas dont sont victimes la majeure partie des patients africains.

Corona a touché, en Guinée, de grandes personnalités, notamment le président de la CENI (Commission Electorale Nationale Indépendante), le ministre de la Jeunesse, le ministre secrétaire général à la Présidence et même le tout-puissant coordinateur de la Riposte pendant Ebola, Dr Sakoba Keita. Ce dernier est actuellement le directeur de l'ANSS (Agence Nationale de Sécurité Sanitaire), chargée de la Riposte contre COVID 19. La contamination de plusieurs grandes personnalités risque de rendre la propagation de l'épidémie plus rapide pour plusieurs raisons. Rappelons-nous qu'il s'agit de personnalités publiques qui fréquentent des lieux tels que les salles de réunion ou de conférence. Tel a été d'ailleurs le cas de Madame Rabiatou Serah Diallo, présidente du Conseil économique et social qui avait tenu une conférence dès son retour d'une mission en France. Au cours de cette conférence il y avait plusieurs personnes, parmi lesquelles des journalistes : l'une d'entre eux a été d'ailleurs contaminée à cette occasion. Ces personnalités disposent également de plusieurs collaborateurs au sein de leurs services, qui relèvent d'elles et qui entretiennent avec elles des rapports étroits. De plus, ces personnalités détentrices de pouvoir et de moyens financiers, sont très sollicitées, dans un contexte de pauvreté, où beaucoup de gens se présentent dans les salles d'attente de leurs services sans avoir forcément rendez-vous. Elles sont également très sollicitées dans les cérémonies sociales, au cœur desquelles on les place comme des parrains ou des marraines. Ces principaux donneurs de la solidarité verticale familiale et sociale ont également beaucoup de dépendants à leurs domiciles, qui sont très fréquentés. Sans parler du personnel de service (cuisinières, boys, chauffeurs, gardiens, répétiteurs ou maîtres coraniques pour les enfants) de nombreux jeunes membres de la famille et des parents sans moyens, notamment ceux qui tombent malades au village, tendent à graviter autour de ces chefs de famille plus nantis. Or, toutes ces réalités constituent des facteurs de propagation rapide de l'épidémie et de difficulté de repérage des contacts. Ce qui est frappant et regrettable, après avoir remarqué les profils sociologiques des premiers contaminés de l'élite cosmopolite de la Guinée, il n'y a pas eu une stratégie épidémiologique avec des messages de communication adaptés à ces réalités. Par contre, ces membres de l'élite malades, habitués à se soigner à l'étranger, ont certainement exprimé des réticences ou des résistances contre les conditions de quarantaine des centres de traitement de Corona virus, en préférant la discrétion d'un confinement et des soins à domicile. La très grande indulgence dont ont bénéficié quelques personnalités, au point de laisser certaines d'entre elles se confiner à domicile, montre aussi qu'il est beaucoup plus difficile pour les acteurs de la Riposte de soumettre des personnes détentrices du pouvoir à des mesures restrictives. Là, il ne s'agit plus des illettrés ou des populations peu scolarisées des villages ou des quartiers déshérités de Conakry, sur lesquels les jeunes superviseurs de l'OMS ou les autres opérateurs des institutions internationales prenaient facilement l'ascendant pendant l'épidémie d'Ebola. Au contraire il s'agit de personnes souvent beaucoup plus âgées que les opérateurs, susceptibles d'exercer sur eux des trafics d'influence ou de les intimider inconsciemment en raison de leur prestige. Dans ce cas, seule l'autorité d'un médecin épidémiologiste d'envergure internationale, tel que Dr. Sakoba, aurait pu trancher. Nous pensons qu'avec cette catégorie de personnes il aurait été nécessaire de miser plus sur la sensibilisation, en les exhortant à renoncer à certains conforts et libertés qu'ils n'allaient pas retrouver dans une situation de confinement à la maison et surtout à l'hôpital.

De façon générale, si nous tirons les enseignements de la lutte contre l'épidémie d'Ebola, en réactivant les acquis, les expériences, les réflexes d'autoprotection, les trois Pays de l'Afrique de l'Ouest qui avaient été touchés par cette fièvre devraient être les mieux préparés pour contrer cette nouvelle pandémie. Les médecins épidémiologistes guinéens et congolais et tous les spécialistes de la santé publique ont acquis des expériences qu'ils peuvent réajuster, voire innover, pour faire face à une telle épidémie. Cela nous permettra de trouver des stratégies de riposte plus adaptées aux réalités socio-économiques du continent africain, au lieu de se contenter d'imiter les Pays occidentaux. Ensuite, à notre avis, comme certains l'ont déjà dit, il faut une stratégie concertée à l'échelle sous-régionale et continentale, pour ne pas dire internationale. Or, comme nous l'avons déjà souligné dans le dernier chapitre de cet ouvrage, l'une des faiblesses de la Riposte africaine contre Ebola, s'explique par le fait que chaque Pays avait adopté une stratégie très différente et non concertée par rapport aux autres. (Voir chapitre 6). Même actuellement, on peut observer le fait que la Guinée a fermé toutes les églises et mosquées, alors que tel n'est pas le cas du Mali avoisinant. De la même manière, le Rwanda a été l'un des premiers Etats africains en confinement, alors qu'aucune mesure restrictive n'est mise en place dans le Burundi voisin, où l'on continue même d'organiser des matchs de football.

Pendant l'épidémie d'Ebola, la Guinée avait bénéficié plus de la solidarité internationale que de celle de ses voisins des Pays africains les plus proches, à l'exception du Mali et du Maroc. La coordination nationale de lutte contre Ebola était en réalité internationale, dans la mesure où elle était dirigée en synergie avec les grandes institutions internationales (OMS, UNICEF, etc.) et les partenaires traditionnels du développement, qui ont été les principaux bailleurs de fonds. Coronavirus, qui a une ampleur mondiale, exige encore plus de solidarité internationale, dans un contexte de mondialisation où les pays les plus intégrés dans l'économie mondiale ont été les plus exposés.

Kankan, le 25 avril 2020

Introduction

Le premier juin 2016, le Représentant de l'OMS en Guinée a déclaré la fin de l'épidémie d'Ebola en Guinée, qui avait fait des ravages dans le pays depuis décembre 2013. Déclarée tardivement, en mars 2014, confondue d'abord à d'autres maladies telles que le choléra et la fièvre de Lassa, cette maladie inconnue et inattendue en Guinée a frappé de plein fouet l'un des pays les plus pauvres au monde, qui venait à peine de sortir des années les plus turbulentes de son histoire politique. Malgré l'absence d'alternance démocratique, la vie de la Guinée a été caractérisée par une certaine stabilité politique. Cependant, la fin de règne du Président Général Lansana Conté a été marquée par des émeutes, dont la répression a entraîné des pertes en vies humaines et la destruction des édifices publics dans la plupart des préfectures de Guinée. Suite à son décès en décembre 2008, le coup d'Etat et l'avènement des jeunes officiers du CDD, dirigés par Moussa Dadis Camara, n'a fait qu'aggraver l'instabilité politique du pays, en éloignant les investisseurs et en exposant la Guinée à des sanctions internationales liées au non-respect des règles démocratique et des droits de l'homme. Les pressions de la communauté internationale et, surtout, la présence de la France au chevet de la Guinée, ont enfin abouti, en 2010, aux premières élections démocratiques du pays depuis l'indépendance. Cette transition démocratique a suscité chez les Guinéens beaucoup d'espoirs et d'attentes, alimentés par le retour des investisseurs et par les grands projets d'exploitation minière, source d'emplois et de développement. Au moment où ce pays de paradoxes, caractérisé par le contraste entre l'extrême pauvreté des populations et l'immense richesse des ressources naturelles, relève la tête, cette épidémie s'abat sur lui comme une malédiction. Ebola, qui a fait 11.310 morts, dont plus de 3.000 en Guinée, se répand très vite, en touchant les deux pays voisins, le Libéria et la Sierra Leone, puis les principales villes de Guinée, jusqu'à se propager dans la capitale Conakry.

L'épidémie d'Ebola a surpris un pays exsangue après plus d'un demi-siècle de mauvaise gouvernance et d'instabilité politique et une décennie de guerre civile dans les pays voisins, notamment le Libéria et la Sierra Leone, dont il a subi les conséquences. La maladie a mis à nu les faiblesses de son système de santé, incapable de protéger les populations contre une épidémie de cette ampleur. Suite à l'intervention de la communauté internationale, un gigantesque dispositif de lutte contre la maladie a été mis en place, en soumettant les populations guinéennes à des mesures extrêmement contraignantes. Si elles n'avaient jamais connu cette maladie, elles n'avaient jamais connu non plus de telles restrictions, qui allaient à l'encontre de leurs valeurs culturelles, tout en produisant d'importants impacts socio-économiques et en dérangeant beaucoup d'intérêts catégoriels. Cette épidémie a ébranlé toute une nation, en raison de son ampleur, des réactions qu'elle a suscitées, des soupçons et de la psychose semés par des rumeurs incontrôlables.

C'est dans ce cadre que nous avons travaillé, en tant que socio-anthropologues, pour amener la Coordination nationale de la Riposte à mieux comprendre le contexte socioculturel des opérations et à adapter ensuite leurs pratiques sanitaires et leur stratégie de communication afin de susciter la collaboration et l'adhésion des populations

Ce livre est, d'abord, un compte-rendu de cette expérience, que nous souhaitons partager, car nous pensons que certains enseignements tirés de cette épidémie pourraient être utiles pour faire face ultérieurement à des situations pareilles. La socio-anthropologie de la santé n'étant pas notre champ de recherche habituel avant cette crise sanitaire, notre objectif n'est pas d'apporter une contribution théorique ou de proposer des innovations méthodologiques. Nous voulons avant tout contribuer à une meilleure connaissance et compréhension des causes des réticences et des résistances particulièrement violentes et persistantes dans le cadre de la lutte contre Ebola en Guinée. En situant ces résistances dans leur contexte historique et socio-économique, en rapport avec la stratification sociale, cette étude pourra contribuer également à une meilleure connaissance de la sociologie des différents groupes sociaux qui structurent la société guinéenne. Nous allons montrer comment les conduites de réticences ou d'adhésion aux mesures imposées par la Riposte varient à partir de l'inscription des individus et des groupes dans le monde social, selon leurs identités sociales, ethniques, sexuelles et générationnelles. C'est pourquoi une telle étude, en intégrant les facteurs liés à la différenciation ethnique et aux identités qui en résultent, apparaît également comme une contribution à une connaissance de la sociologie et de l'ethnologie de Guinée.

Face à un tel phénomène, il nous semble plus prudent de ne pas choisir un cadre théorique, que l'on chercherait à tout prix à appliquer à des réalités complexes et mouvantes. Nous allons plutôt faire un usage instrumental des concepts et des théories, en les utilisant lorsqu'ils apparaissent pertinents pour expliquer une situation donnée, et en puisant dans les acquis de différentes branches de la sociologie et de l'anthropologie, qui étudient respectivement le développement, la politique, la santé et les problèmes urbains.

Bien que les médias aient insisté sur l'attachement des populations à leurs traditions, mises en branle par certaines actions de la Riposte, notre thèse principale est que les résistances ne peuvent pas être expliquées seulement par la défense des héritages culturels des populations guinéennes. Nous pensons, au contraire, que l'épidémie d'Ebola a été le détonateur de conflits latents et de profondes méfiances entre les citoyens et les autorités, d'une part, et entre les différents groupes sociaux d'autre part. Elle a également mis en lumière l'existence de réseaux et des solidarités transversales et inattendues. Pour cette raison, nous pensons que l'étude de l'épidémie d'Ebola est une entrée très pertinente pour étudier la dynamique des rapports sociaux en Guinée.

Notre étude se situe dans une perspective diachronique. L'épidémie d'Ebola, qui a duré presque deux ans, a sûrement été l'une des plus répandues, longues et difficiles à éradiquer de l'histoire récente. Le virus s'est déplacé sans cesse, en ravageant les premières localités d'apparition, dans la région forestière, pour sévir ensuite en Guinée Maritime. En suivant sa propagation, les réticences ont varié dans l'espace et dans le temps, en influençant les actions de la Riposte, qui a dû prendre en compte les réactions des populations et chercher à adapter les mesures de santé publique à leurs conduites. Les comportements des populations et les actions de la Riposte n'ont pas été figés : ils ont évolué dans une interaction constante, où les actions des uns se répercutaient sur les comportements des autres.

Dans le présent ouvrage, nous comptons procéder à une analyse graduelle et progressive des causes de la réticence, dans une perspective anthropologique, en considérant les populations confrontées à l'épidémie dans leur dimension humaine et universelle, sans particularisme culturel.

En effet, comme les populations guinéennes ont été confrontées à un phénomène nouveau menaçant et contraignant, il serait plus pertinent de se situer dans une perspective de la sociologie du changement social ou du développement. Ainsi, nous allons considérer les mesures contraignantes de la Riposte comme des innovations, afin de mieux comprendre les déterminants et les motivations des populations.

Ensuite, nous nous référons aux réalités culturelles des sociétés guinéennes, qui constituent un terreau très favorable aux réticences, aux refus et aux révoltes contre les opérations de la Riposte ; menées conformément aux démarches médicales de la santé publique. Nous allons aussi mettre en lumière comment les réticences et les résistances se sont développées à partir d'un terreau préexistant de méfiance entre les patients et les soignants.

Enfin, lorsque l'on tient compte de l'ampleur et la persistance de la réticence, seuls les facteurs énumérés ci–haut ne peuvent nous permettre de comprendre. C'est pourquoi il est également nécessaire de se référer aux facteurs politiques, d'autant plus que les réticences et les révoltes contre la Riposte n'étaient pas toujours indépendantes des rapports que certains quartiers en milieu urbain ou des villages entretenaient avec les gouvernements successifs de la Guinée et l'actuel parti au pouvoir. D'où la prise en compte de la dimension politique de la réticence, qui vient compléter une analyse visant à éclairer les multiples facteurs pouvant expliquer les réactions des populations pendant l'épidémie, pour essayer d'apporter une réponse, ne serait-ce que partielle, à l'énigme d'Ebola en Guinée.

L'épidémie d'Ebola a fait l'objet d'une vaste littérature sociologique et anthropologique que nous allons citer tout au long de cet ouvrage ; cependant, il y a peu d'études qui rendent compte de la différenciation non seulement ethnique, mais aussi sociologique de la population guinéenne. Tout en proposant des analyses très fines des raisons des réticences, ces articles tendent en général à considérer les populations comme homogènes ; elles prennent aussi rarement en compte la grande hétérogénéité des acteurs de la Riposte.

Ecrit avec le regard d'un sociologue du travail, cet ouvrage s'attache à mettre en lumière la différenciation sociale au côté de l'altérité culturelle, en montrant comment les réticences ont varié en fonction de la position des individus au sein de leur communauté villageoise ou urbaine et de leur catégorie socioprofessionnelle. Sans nier les facteurs culturels, l'ouvrage cherche ainsi à relativiser une lecture exclusivement culturaliste des réticences.

Premier chapitre : Les opérations de la Riposte et les réticences

Pour comprendre l'ampleur du travail réalisé, sa complexité et les difficultés de coordination et d'harmonisation des actions de la Riposte, il faut présenter sa composition et de montrer les degrés d'implication des différents pays et Institutions concernés. C'est ce qui nous permettra de procéder à une meilleure analyse des parties prenantes, dont les interactions ou les conflits latents peuvent constituer aussi un obstacle à l'éradication rapide de l'épidémie.

1.1. La mise en place de la Riposte et ses opérations

Face à la faiblesse du système de santé guinéen, une coordination nationale de lutte contre Ebola a été mise en place au lendemain de la déclaration de l'Organisation Mondiale de la Santé qui, le 23 mars 2014, avait confirmé officiellement l'existence de cette épidémie. En réalité, cette Coordination était surtout internationale, dans la mesure où elle a bénéficié largement du soutien financier et de l'expertise des pays traditionnellement partenaires du développement et des Institutions Internationales. La Coordination, qui apparaissait comme une cellule de crise et d'urgence, était dirigée par Dr Sakoba Keita, ancien chef de division du service de la prévention des maladies à potentiel épidémique au ministère de la Santé. La Coordination centrale, basée à Conakry, était composée par des hauts cadres du ministère de la Santé et des médecins guinéens et étrangers, consultants de l'OMS et de la Coopération française, parmi lesquels se distinguaient des professeurs français et congolais, spécialistes de la recherche en épidémiologie. Dr. Sakoba Keita était également entouré de plusieurs conseillers en communication, dont la cellule était dirigée par M. Fode Tass Sylla, journaliste à la RTG. Dans cette coordination, on trouvait également tous les partenaires de la Guinée pour le développement, l'Union Africaine, l'Union Européenne et les institutions internationales du système des Nations Unies, ainsi que d'autres ONG nationales et internationales. Au niveau de chacune des cinq communes de Conakry, il y avait également une coordination communale de la Riposte, avec la même morphologie et composition en termes de représentativité institutionnelle et de catégories socioprofessionnelles. En dehors de la capitale, la coordination était présente dans chaque préfecture de Guinée au sein de la Direction Préfectorale de la Santé, où les mêmes institutions étaient représentées. La coordination préfectorale de la Riposte était présidée, à titre honorifique, par le préfet, mais dirigée par le Directeur Préfectoral de la Santé. Le directeur de l'hôpital faisait officiellement partie de cette plate-forme, qui organisait deux réunions par jour, le matin et en fin d'après-midi, où il était question de l'évolution épidémiologique, du suivi des contacts, de la surveillance, des réticences et des activités de sensibilisation, afin de mettre en place une stratégie globale et cohérente contre l'épidémie. Sur le plan financier et logistique, le fonctionnement de ces coordinations était financé par les principaux bailleurs de fonds, notamment l'OMS et l'UNICEF.

Suite à la mise en place de la coordination, plus de trois cents jeunes médecins superviseurs guinéens ont été recrutés et formés en recherche épidémiologique par l'OMS. Au niveau de chaque coordination préfectorale ou communale, il y avait une vingtaine de ces jeunes, fraîchement sortis de l'Université ou stagiaires dans les hôpitaux. L'OMS a également embauché une vingtaine de consultants socio-anthropologues internationaux et nationaux et des communicateurs, afin d'adapter les messages et les stratégies de la lutte contre Ebola aux réalités socioculturelles des sociétés guinéennes. Dans le dessein de contrer les réticences et les révoltes, la tâche des socio-anthropologues consistait également à recueillir et déconstruire les rumeurs, afin de mieux appuyer les cellules de communication des différentes coordinations communales et préfectorales. Enfin, grâce à leur approche plus favorable à l'intégration dans les communautés urbaines et villageoises, ces experts assuraient aussi la médiation entre les opérateurs de la Riposte et les groupes où il y avait des réticences. L'UNICEF a également joué un rôle important dans la mobilisation sociale, car il a embauché au niveau de chaque coordination communale ou préfectorale au moins cinq journalistes ou communicateurs, chargés de sensibiliser les populations locales.

Pour circonscrire l'épidémie, freiner sa propagation et prendre en charge les contaminés et les suspects, une importante opération a été organisée, qui reposait essentiellement sur la surveillance épidémiologique, mais qui avait également un caractère presque policier de restriction de la liberté de mouvement des populations concernées. Cette opération était menée par des équipes qui intégraient plusieurs compétences, notamment les médecins épidémiologistes, les secouristes, les communicateurs, les journalistes et les socio-anthropologues. Sur le terrain, les équipes de la Riposte s'appuyaient également sur les élus locaux et sur les CVV (Comités de Veille villageois) et les CVQ (Comités de Veille de Quartier). De plus, les opérateurs étaient escortés par des militaires dans les localités où il y avait plus de réticences. Nous allons donc essayer de détailler les principales fonctions de ces différentes catégories de professionnels.

1.1.1. Le personnel médical et paramédical

Les jeunes médecins épidémiologistes, qui ont été les fers de lance au premier rang de la Riposte, se rendaient quotidiennement dans les localités et, plus précisément dans les familles ayant enregistré un cas ou un suspect. Leur rôle était de procéder immédiatement à l'investigation épidémiologique, en soumettant les personnes concernées à un entretien, afin d'établir le lien épidémiologique pour faire la liste de tous les contacts[1] possibles. Ensuite, s'il y avait des cas suspects, les médecins devaient les soumettre à un examen afin d'établir leur diagnostic, procédant à une prise de température, qui ne devait pas dépasser 37 degrés, une limite après laquelle on devenait suspect et on devait rester à domicile, en faisant l'objet d'un suivi médical quotidien. Après l'établissement de la liste des contacts des personnes susceptibles de développer la maladie, les superviseurs effectuaient quotidiennement des visites, en se rendant au domicile des concernés et en contrôlant, pendant vingt-et-un jour leur température et leurs déplacements, afin d'éviter des fuites de contacts, avec les risques de propagation de l'épidémie que cela implique. Afin d'obtenir toutes les informations nécessaires à l'investigation, les superviseurs devaient bénéficier de la collaboration des familles des victimes, en créant une relation de confiance. C'est pourquoi certains superviseurs accordaient des faveurs, en donnant un peu d'argent ou des unités téléphoniques aux membres des familles en situation de quarantaine, tout en les exhortant à ne pas hésiter à les appeler en cas de dégradation de leurs conditions de santé.

La tâche des secouristes urgentistes de la Croix-Rouge consistait à isoler les suspects et les contaminés de leurs familles, en les envoyant au Centre de Traitement d'Ebola (CTE) où ils bénéficiaient d'une prise en charge. Ils étaient chargés aussi de désinfecter entièrement les domiciles des personnes concernées. Dans leur équipe, il y avait toujours un

[1] Le mot « contact » désignait, pendant l'épidémie, des personnes qui ont été en contact avec un malade ou un suspect et sont, par conséquent, susceptibles de développer la maladie.

médecin laborantin de la DPS (Direction Préfectorale de la santé) ou de la DCS (Direction Communale de la Santé), selon que l'on soit à Conakry ou à l'intérieur du pays. Ce dernier procédait à des prélèvements de salive et faisait des prises de sang, qui allaient être analysées au laboratoire. Si les résultats d'analyse se révélaient positifs, le malade était maintenu en isolement au CTE, où il recevait des soins intensifs. Si tel n'était pas le cas, il était relâché et raccompagné dans sa famille. Après la déclaration de l'état d'urgence sanitaire, qui a été accompagnée aussi de la redéfinition des cas de maladie, on a assisté à une augmentation du nombre des tests subis par les patients suspects. D'ailleurs, selon les informations reçues en juillet 2015 par un médecin français travaillant dans le CTE de Forecariah, à la veille de la campagne de microcerclage, deux tiers des tests effectués dans cet hôpital s'avéraient négatifs, ce qui était interprété par les populations comme une erreur ou une incohérence, source de renforcement des suspicions dont nous parlerons plus loin. Pendant la même période, les activités de la Croix-Rouge, tant décriées, étaient de plus en plus intensives, dans la mesure où ses équipes devaient désormais se rendre sur le lieu de chaque cas de décès pour procéder à des prélèvements de salives, et au lavage du corps avant d'effectuer l'enterrement sécurisé.

Les CVV (Comités de Veille Villageoise) et les CVQ (Comités de veille du quartier) ont été recrutés au sein des communautés villageoises et urbaines pour assurer le relais des acteurs de la Riposte, notamment les médecins épidémiologistes. Ces agents, en général peu scolarisés, étaient à la fois impliqués dans la sensibilisation et chargés de taches de surveillance sanitaire. Leur formation, assurée par Plan Guinée mais financée par l'UNICEF et le ministère de la Jeunesse, visait à leur permettre de participer activement à la surveillance épidémiologique, tout en sensibilisant les membres de leurs communautés afin de les amener à adhérer aux stratégies de la Riposte. Les CVV et CVQ étaient chargés d'expliquer aux membres de leur communauté les causes de la propagation de l'épidémie et les précautions à prendre pour l'éviter. Ils relayaient les médecins dans la prise de température auprès des contacts, ils signalaient les cas fébriles et les décès, ils relataient tout événement inhabituel dans le village, comme les tentatives de cacher des malades ou de procéder à des enterrements clandestins. Leur travail répondait à l'exigence de rapprocher la Riposte et ses opérateurs des familles et des communautés, par l'intermédiaire d'agents recrutés sur place, dont la présence pouvait rassurer les populations locales. En milieu rural, dans les villages où il y a un poste de santé, il y avait également des infirmiers ou, du moins, un ACS (Agent Communautaire de Santé), sur lequel la Riposte pouvait s'appuyer.

1.1.2. Le personnel impliqué dans les opérations de la mobilisation sociale de la Riposte

Les professionnels de la santé étaient appuyés par les actions de la cellule de mobilisation sociale, menées par des communicateurs et des journalistes, qui étaient d'ailleurs plus nombreux que le personnel médical ou paramédical.

Leurs actions, qui étaient principalement financées par les institutions internationales (entre autres UNICEF, OMS, USAID, OIM), consistaient à sensibiliser les populations afin de les amener à adhérer aux opérations de la Riposte, surtout dans les localités où il y avait plus de réticences et de révoltes violentes. Leur rôle consistait également à distribuer des kits sanitaires, notamment le savon, du chlore et des récipients utilisés pour se laver les mains. C'est dans ce cadre que les informations relatives à l'épidémie et aux précautions à prendre étaient diffusées à longueur de journée par les radios. De jeunes communicateurs, munis d'une boîte à images[2], étaient recrutés pour faire du porte-à-porte. Nous avons assisté à une large diffusion de ces messages normatifs, dans le cadre de la Communication pour le changement de comportement, sur l'ensemble du territoire guinéen, notamment dans les localités les plus touchées par la maladie. Les socio-anthropologues recrutés par l'OMS faisaient également partie de la cellule de la mobilisation sociale. Leur posture explicative et compréhensive était très différente de celle des communicateurs ; cela exigeait d'ailleurs qu'ils forment un groupe autonome pour aller sur le terrain avant les sensibilisateurs, afin de comprendre le contexte socio-culturel des localités concernées par les opérations de la Riposte.

1.1.3. Des opérations extraordinaires : la quarantaine et le micro-cerclage

Dans les localités les plus touchées, où l'épidémie a persisté pendant longtemps, en particulier dans les villages de Forecariah et de Dubreka, la Riposte a dû adopter des mesures extraordinaires. Il a été nécessaire de mettre en place des quarantaines, des micro-cerclages et des procédures de recherche active des malades ayant les symptômes d'Ebola.

Dans les situations de micro-cerclage, c'est-à-dire de semi-quarantaine, les suspects, les contacts et leurs voisins les plus proches étaient contraints de ne pas fréquenter les autres habitants du village, en évitant de se rendre dans les lieux publics (marchés, mosquées, écoles, marigots, etc.). Ils avaient

---

[2] Une boite à images contient des fiches illustrées qui véhiculent des connaissances sur la maladie, ses symptômes, ses modes de contamination et les précautions à prendre pour l'éviter.

juste l'autorisation d'aller travailler dans leurs champs et de revenir à la maison. Ces empêchements étaient compensés par la dotation de chacune des familles concernées en denrées alimentaires (riz, haricots, viande, poisson) ; dans d'autres cas, on donnait l'équivalent en argent destiné aux courses alimentaires[3]. Nous avons assisté aussi à la distribution des postes radio dans les localités concernées par le micro-cerclage, telles que plusieurs villages des préfectures de Forecariah et de Dubreka. Grâce aux radios rurales et communautaires, dont les émissions portaient surtout sur Ebola, les messages de sensibilisation pouvaient atteindre facilement les familles les plus isolées.

La stratégie de recherche active des contacts consistait à faire du porte-à-porte pour recenser tous les membres présents dans chaque foyer et les soumettre à un examen médical rapide. Une sorte d'hôpital de campagne était installé dans ces villages,

---

[3] Les Guinéens mangent quotidiennement le riz, accompagné d'une sauce à base de poisson et de légumes, pour laquelle il faut acheter chaque matin les ingrédients en raison des problèmes de conservation. La dépense quotidienne, payée par le père de famille chaque matin, varie de 30.000 à 40.000 FG, selon la taille des familles et le niveau de vie. Si au village on consomme deux repas dans la journée (la bouillie du matin et le riz du soir), en ville on mange habituellement trois fois par jour ; les ménages les plus aisés s'arrangent pour préparer, le soir, des grillades de viande ou de poisson, des soupes ou des pâtes. Mais en milieu rural, où les hommes n'ont pas de sources de revenu régulier, et même en ville dans les quartiers les plus populaires, les femmes essaient de contribuer à la dépense à travers de petites activités commerciales. En Guinée Maritime, la fertilité des sols, l'abondance des palmiers pour la production de l'huile, des tubercules et des fruits à manger ou à revendre peuvent contribuer à enrichir le régime alimentaire même si les moyens ne sont pas suffisants.

où les malades étaient incités à se rendre pour soigner toute sorte de maladie, en recevant même des médicaments, dans le dessein d'encourager la population locale à s'adresser au personnel médical. Cette stratégie de la Riposte consistait à montrer que l'on s'intéressait, de manière générale, à la santé des populations guinéennes, dans un contexte d'absence de couverture sanitaire, où les personnes les plus démunies sont en général repoussées lorsqu'elles ne peuvent pas payer leurs soins.

Des checkpoints de la gendarmerie et de la police nationale ont été installés sur les routes nationales et dans les embarcadères et les ports, pour éviter la fuite des contacts et le transport clandestin des corps. Chaque passager était obligé de se présenter, de se laver les mains et de se soumettre à une prise de température, notamment dans les routes traversant les zones les plus touchées, par exemple entre Conakry et Boffa. Cela a créé des embouteillages, sources de mécontentement et de révolte.

Il y a lieu de noter aussi que les familles, les villages ou les quartiers, où il y a eu des cas d'Ebola, ont subi des situations de quarantaine de fait, en raison de la stigmatisation et de l'isolement dont ils ont été victimes : personne ne les fréquentait de peur d'être infecté.

Dans tous les lieux publics (écoles, hôpitaux, etc.) il y avait des points d'eau diluée avec du chlore, afin que les gens puissent se laver les mains. De plus, tous les usagers étaient soumis à une prise de température avant d'y entrer. Le respect de ces mesures variait selon le dispositif de contrôle et de surveillance de chacune des institutions et la vigilance des agents.

1.2. Les parties prenantes

Les opérations décrites ci-haut étaient menées par plusieurs institutions des Nations Unies et des ONG internationales et locales. Pour comprendre l'ampleur de l'épidémie, l'immensité et la complexité des efforts accomplis pour l'éradiquer et les difficultés rencontrées, il faut présenter également, ne serait-ce que succinctement, ces différentes institutions et leurs rôles respectifs. Dans les conditions normales, lorsqu'il y a une épidémie, c'est d'abord le gouvernement et plus précisément le ministère de la Santé et de l'hygiène publique, qui est chargé de mettre en place un dispositif visant à l'éradication de la maladie. Dans le cas guinéen, une structure parallèle à ce ministère, la Coordination de lutte contre Ebola, a été créée comme une cellule de crise.

Puisque la coordination a été rattachée directement à la présidence de la République, le Coordinateur national, Dr. Sakoba Keita, ne devait rendre compte qu'au Président, presque tous les jours. Il y avait d'autres ministères impliqués, notamment le ministère de la Jeunesse et de l'Emploi, le ministère des Affaires Sociales et le ministère de la Promotion féminine. Cependant, comme l'Etat guinéen ne disposait ni des moyens financiers, ni des infrastructures et de l'expertise nécessaires à éradiquer rapidement l'épidémie, les opérations de la Riposte ont été financées par les partenaires traditionnels du développement. En raison de la menace représentée par l'épidémie au niveau mondial, l'OMS (Organisation Mondiale de la Santé) a joué un rôle de premier plan. Elle dirigeait toutes les opérations sanitaires, même si elle était aussi impliquée dans la mobilisation sociale, à travers les recherches effectuées par les consultants socio-anthropologues et la sensibilisation. Cependant, le leadership de la mobilisation sociale était détenu par l'UNICEF, qui a été l'un des bailleurs de fonds les plus importants. L'OMS était accompagnée dans sa mission par d'autres institutions et organisations actives dans la coopération sanitaire, telles que Croix-Rouge, Médecins sans Frontières,

CDC. Enfin, il y avait également des ONG locales qui étaient naturellement beaucoup plus nombreuses que celles des pays étrangers. Plusieurs de ces ONG étaient des structures de circonstance, créés de toutes pièces pour profiter de la situation de crise sanitaire.

Sur le plan politique et de la coopération internationale, l'Union Européenne et l'Union africaine étaient également au chevet de la Guinée pour l'aider à vaincre cette épidémie. L'Union Européenne a apporté une importante aide matérielle et financière à la Guinée. Quant à l'Union Africaine, elle a envoyé en Guinée des médecins et d'autres spécialistes africains de la santé publique avec des matériels de santé et des équipements, notamment plusieurs voitures 4x4. Ces consultants africains participaient à toutes les réunions au niveau des coordinations préfectorales et communales de la Riposte, pour avoir des informations sur l'état d'avancement de la lutte contre l'épidémie.

Au niveau bilatéral, tous les pays qui sont les principaux partenaires de développement, notamment la France, les Etats-Unis, le Japon, la Russie, Cuba, ont apporté de l'aide à la Guinée. Mais ce sont les Etats-Unis et surtout la France qui étaient plus impliqués dans les prises de décisions de la coordination de la Riposte. Pour des raisons historiques et humanitaires, la France s'est particulièrement impliquée, en faisant de cette crise l'une de ses principales préoccupations, comme nous le montre la visite du président Hollande à Conakry, en novembre 2014, dans un contexte de marginalisation de cette ancienne colonie française. La France a financé la construction des CTE et d'un laboratoire, tout en mettant son expertise à la disposition de la coordination, où le principal conseiller de Dr Sakoba Keita était un professeur français.

Il faut noter également que les forces de l'ordre, notamment la gendarmerie nationale et la police, ont été aussi impliquées pour assurer la sécurité du personnel de la Riposte dans les localités d'intervention et pour dissuader les éventuelles expressions violentes de réticence. Enfin, les forces de l'ordre étaient présentes aux check points, pour éviter le déplacement et la dissimulation des cadavres suite à la déclaration de l'état d'urgence sanitaire.

1.3. Les mesures de santé publique

Pour mieux comprendre l'apparition et les motifs des réticences, il faut présenter les mesures contraignantes de santé publique qui ont été mises en place par la Riposte pour contrer la propagation de l'épidémie d'Ebola.

L'interdiction de consommer la viande de brousse, vecteur présumé de l'épidémie. Par conséquent, il était également interdit de chasser et de vendre les animaux sauvages sur toute l'étendue du territoire guinéen.

- Des recommandations de ne pas se saluer en se serrant les mains, en évitant ainsi de se toucher.

- L'encouragement de la propreté, avec distribution des savons

- La recommandation de se laver régulièrement les mains avec de l'eau chlorée, en utilisant également le savon.

- Le conseil d'éviter la fréquentation des lieux de regroupement de plusieurs personnes ou les contacts qui seraient susceptibles de favoriser la propagation de l'épidémie.

Lorsqu'une personne était atteinte ou suspectée d'avoir contracté Ebola, elle était extraite de sa famille et mise en quarantaine au CTE (Centre de Traitement d'Ebola). Pendant l'hospitalisation, les proches du malade ne pouvaient pas lui rendre visite.

Tous les proches d'un malade d'Ebola et, de manière générale, les personnes avec lesquelles il avait été en contact, étaient placés dans une situation de suivi, où les médecins superviseurs de l'OMS les contrôlaient tous les jours à domicile, pendant vingt et un jours, pour vérifier qu'elles ne développent pas la maladie.

Lorsque les malades d'Ebola mouraient au CTE, pour éviter la contamination, leurs corps n'étaient pas restitués à leur famille et à leur communauté. Ils étaient enterrés de manière anonyme par les opérateurs de la Croix-Rouge.

Suite à la propagation de l'épidémie dans les autres régions, notamment en Haute Guinée les autorités ont été amenées à ajouter de nouvelles mesures plus contraignantes, sources de conflits. Avec la déclaration de l'état d'urgence sanitaire par le Président de la République, à partir de mars 2015, il a été décidé que chaque cas de mort sur le sol guinéen devait être considéré comme suspect, même s'il s'agissait d'un accident. Par conséquent, les familles devaient déclarer tous les décès et s'abstenir de toucher le corps avant sa sécurisation par les opérateurs de la Croix-Rouge, qui procédaient aux toilettes funèbres et à l'emballage dans un sac mortuaire en plastique. De plus, chaque cadavre était soumis à un prélèvement de salive pour déterminer la cause du décès : s'il s'avérait que la mort était causée par le virus d'Ebola, tous les proches du défunt devaient se soumettre à une procédure de suivi sanitaire pendant 21 jours.

Même si la Guinée est un pays où les gens, surtout les plus âgés, préfèrent être enterrés dans leurs villages ou régions d'origine, le déplacement des corps a été interdit sur tout le territoire, quels que soient le statut professionnel ou le rang social et la cause du décès.

Suite à des protestations, liées surtout à ces dernières mesures, la Riposte a essayé de se montrer plus flexible, en adaptant sa démarche aux valeurs sociales et culturelles des populations guinéennes. C'est ainsi que l'on a créé le concept d'enterrement digne et sécurisé. Comme son nom l'indique, il avait pour objectif de continuer à sécuriser les enterrements, tout en demeurant plus respectueux des traditions locales. Les familles ont donc été invitées à assister, voire à participer, à toutes les opérations funéraires de la Croix-Rouge, dans un souci de transparence. Après la sécurisation du cadavre, ce dernier était restitué aux familles, qui pouvaient prier sur le corps avant de l'enterrer conformément à leurs rituels religieux musulmans, catholiques ou relatifs aux religions traditionnelles africaines. Malgré ces assouplissements, les communautés rurales et urbaines souhaitaient un transfert des compétences de la Croix-Rouge vers elles, pour qu'elles puissent procéder à ces opérations sans l'interférence d'opérateurs étrangers à la communauté, ce qui n'a pas pu avoir lieu.

1.4. La réaction des populations : réticences et résistances

Comme nous l'avons déjà constaté, les mesures de la Riposte ont été dynamiques, en s'adaptant au fil du temps aux réactions des populations. Elles ont été durcies ou assouplies selon les circonstances, les attitudes des populations et l'ampleur de l'épidémie dans les différentes localités concernées. Les réactions ont aussi beaucoup changé dans le temps, selon les phases de l'épidémie, mais aussi dans l'espace, en se manifestant différemment dans les différentes localités. De façon générale, de l'apparition de l'épidémie en Guinée Forestière, jusqu'à sa propagation en Guinée Maritime, en passant par la Haute Guinée, nous avons assisté à une très grande méfiance et de graves incompréhensions, sources de révoltes, de réticence et de résistance. Malgré les spécificités locales, nous avons assisté à une tendance générale : le passage d'une réticence violente qui, suite à des répressions, s'est transformée en une longue résistance silencieuse, surtout en Basse Côte, où l'épidémie a duré presque deux ans. Même si les attitudes hostiles ont été définies en termes de réticence pendant l'épidémie, nous pensons qu'il serait plus utile d'introduire une distinction entre réticence et résistance. En fait, comme il nous a été expliqué par le Responsable de la Sécurité de l'OMS en février 2015, nous croyons que l'utilisation du mot « réticence » a contribué à sous-estimer des attitudes très hostiles et violentes à l'égard de la Riposte. Nous proposons, dans ce livre, de considérer la réticence comme l'hésitation, teintée de méfiance, d'adhérer aux mesures de santé publique. Nous utilisons le concept de résistance pour définir des actions défensives pour contrer les mesures de la Riposte. En général, de telles actions étaient collectives et résultaient de la concertation au sein d'un village ou d'un quartier en milieu urbain : leur expression allait du refus silencieux au conflit ouvert. (Somparé et Botta Somparé 2017)

En Guinée forestière, où les villages sont beaucoup plus enclavés et les populations, en général, ont été moins influencées par la culture occidentale et arabe, à travers l'islamisation ou la pénétration des missionnaires catholiques, la réaction aux mesures de la Riposte a été, dès le départ, très négative. Les habitants de cette région avaient contesté en particulier l'interdiction de se saluer en se serrant la main ou de manger la viande de brousse, en disant que ces mesures les obligeaient à renoncer à leur culture, leurs habitudes et leurs valeurs.

D'une part, il y avait plusieurs personnes qui niaient l'existence de l'épidémie, en la considérant comme le fruit d'un complot orchestré par l'Occident en complicité avec le gouvernement guinéen. Les médecins et les agents impliqués dans la sensibilisation en Guinée forestière, expliquent que cette attitude était très fréquente dans les premières phases de l'épidémie : nous l'avons retrouvée, plus tard, dans les alentours de la capitale, où beaucoup de personnes ne croyaient pas encore à l'existence d'Ebola, si bien qu'un slogan gouvernemental, affiché sur les panneaux, devait rappeler : « Ebola est une réalité ! » Cette attitude d'incrédulité allait de pair avec une autre représentation, plus terrifiante, qui consistait à penser à cette maladie comme à une agression des forces extérieures envers les populations locales. Dans les deux cas, les coupables seraient les mêmes : dans l'imaginaire de ces personnes, c'est l'Etat guinéen, en complicité avec les institutions occidentales, qui a soit inventé cette épidémie, soit contaminé délibérément les populations locales que l'on prétend soigner. Dans les entretiens, lorsqu'on demandait aux gens quel serait l'intérêt de l'Etat dans l'invention ou la propagation d'Ebola, les informateurs évoquaient avant tout la volonté du président Alpha Condé, arrivé à la fin de son premier mandat, de retarder les élections : une urgence sanitaire serait la meilleure manière de se maintenir au pouvoir. En ce qui concerne les institutions internationales, elles agiraient soit en complicité avec le Président, soit dans l'intérêt des habitants des pays occidentaux, dans le dessin de voler le sang ou les organes des Africains pour les revendre en Europe ou aux Etats-Unis. Surtout, tous ces acteurs seraient animés par le désir de gagner de l'argent à travers cette épidémie, transformée en marché : d'où l'expression « Ebola business », qui a même été forgée pour exprimer ce soupçon, tout en se moquant de la vision sérieuse de la Riposte.

L'incrédulité, ou la conviction d'une agression extérieure aboutissaient à la même conclusion, qui peut se résumer de cette manière : ceux qui disent vouloir nous soigner sont en réalité venus nous faire du mal ou, dans le meilleur des cas, profiter de nos malheurs pour gagner de l'argent. Nous devons donc nous protéger et les combattre soit violemment et ouvertement, soit à travers une stratégie de refus silencieux.

Ces rumeurs ont été accompagnées aussi de la diffusion dans les téléphones portables de certaines images inquiétantes, montrant des gens habillés en blanc, comme les opérateurs de la

Croix Rouge, en train de découper des cadavres. Personnellement, je n'ai pas visionné de telles images, mais plusieurs élèves du lycée de N'Nzérékoré, en février 2015, m'ont fait part de leur inquiétude après avoir reçu sur leurs portables de telles vidéos. Les rumeurs énumérées ci-haut ont largement contribué à influencer les comportements de réticences, qui se traduisaient par un certain nombre d'attitudes hostiles à la Riposte.

1.4.1. La résistance violente et la répression

Les mesures de santé publique se sont heurtées à des résistances qui ont été sanctionnées par la répression. Contrairement aux recommandations de la Riposte, la plupart des gens ont continué à se serrer les mains. Le refus d'utiliser les produits, tels que le chlore ou le savon pour se laver les mains, dérive de la conviction que ces mêmes mesures préventives seraient sources de la propagation de l'épidémie.

La pulvérisation des logements avec des produits désinfectants était également refusée pour les mêmes raisons. La réticence se manifestait aussi, en Guinée forestière, par le refus des habitants des villages, notamment les plus reculés, à permettre l'accès des véhicules. C'est ainsi qu'ils barraient la route par de gros troncs d'arbres. Si les habitants n'étaient pas violents ou belliqueux, ils dépêchaient un adolescent pour dire aux visiteurs qu'ils n'étaient pas les bienvenus, en les sommant ainsi de rebrousser chemin.

Les habitants les plus violents, désormais animés d'un sentiment de vengeance et de haine, qui considéraient tout acteur de la Riposte comme un ennemi, se sentaient presque engagés dans une guerre, où ils tendaient des pièges, en laissant d'abord les opérateurs de la Riposte entrer dans les villages, pour mettre à leur insu, derrière eux, des barrages empêchant leur sortie. L'exemple le plus frappant a été celui de Womey, une sous-préfecture de N'Zerekoré, où, en septembre 2014, les habitants ont accueilli une délégation officielle venant sensibiliser dans le cadre de la lutte contre Ebola. Dans cette délégation, il y avait aussi bien des opérateurs de la Riposte que des autorités locales, politiques (notamment le préfet M'baupe Camara) et religieuses : cette délégation s'est retrouvée subitement face à des habitants armés et déterminés à tuer ses membres. Tous ceux qui n'ont pas pu s'échapper rapidement ont été tués ou gravement blessés. Notons, d'ailleurs, que cette révolte n'est pas indépendante d'une relation tendue entre les populations et les autorités locales, qui avaient violemment réprimé des révoltes éclatées dans les villages avoisinants. Ici, au début de 2014, les habitants s'étaient attaqués à des installations industrielles d'une entreprise minière, à laquelle on demandait de créer plus d'emplois pour les natifs. Or, selon nos informateurs, notamment le sous-préfet militaire, originaire de cette localité, et un enseignant qui avait été accusé d'abord d'avoir participé à la révolte, puis disculpé, les événements de Womey ont souffert d'une circonstance aggravante. Il s'agit de l'organisation, dans le village, de cérémonies d'initiation successives, au cours desquelles les habitants avaient continué à boire du matin au soir, en devenant très agressifs. Sans écarter ces premières informations, obtenues en février 2015, avec du recul nous avons continué à nous informer davantage auprès de quelques natifs de cette localité. En fait, le village de Womey, très enclavé, situé à 50 km du chef-lieu de la préfecture de N'zerekoré, est l'un des villages où les populations ont jalousement préservé les traditions, en exprimant toujours beaucoup de méfiance à l'égard des églises catholiques et protestantes et de la religion musulmane. Or, selon plusieurs sources, c'est le jour même de la clôture des cérémonies de l'initiation féminine, que les populations ont été informées de l'arrivée de cette importante délégation préfectorale et des acteurs de la lutte contre Ebola, accompagnés d'un prêtre très connu dans la région et perçu comme un bienfaiteur des communautés. Sa présence à une cérémonie d'initiation, en tant que chrétien protestant qui s'oppose à l'excision, était ressentie comme une provocation et un sabotage de leur tradition, qui a énervé les habitants de Womey. En effet, les cérémonies d'initiation demeurent encore très importantes dans plusieurs localités en Guinée forestière, entourée de secrets et d'interdits. L'initiation est avant tout l'affaire des initiés et de leurs maîtres, les Zogo, détenteurs de pouvoirs magiques et de savoirs secrets, respectés et craints. C'est dans le souci de préserver tous ces secrets que les camps d'initiation sont situés dans la brousse, très loin du village. L'objectif principal de l'initiation réside dans sa fonction de socialisation secondaire, visant à intégrer les adolescents dans leur communauté et à intérioriser, du même coup, ses valeurs sociales. En plus de l'éducation générale reçue par les initiés, ils bénéficient de savoirs relatifs à l'environnement, à la connaissance des plantes, à la médecine traditionnelle et à des enseignements ésotériques visant à décoder les signes de la nature. Pendant cette période, ils bénéficient également des protections spirituelles contre les malfaisants féticheurs ou les sorciers. D'ailleurs, selon la croyance collective, pendant ce rite de passage, les initiés deviennent plus vulnérables : d'où la volonté de les éloigner et les mettre à l'abri des regards. C'est pourquoi le jour du retour au village à la fin de l'initiation, certaines catégories de personnes ne sont pas autorisées à sortir pour les voir. Lorsqu'il s'agit de l'initiation des filles, les hommes ne doivent pas les voir, et vice-versa : dans les deux cas, les non-initiés ne doivent voir ni les initiés ni les maîtres initiateurs zogos, qui portent des masques[4]. Or, c'est le jour de la sortie des initiées, à l'occasion de la célébration de la fin d'une longue période d'initiation

---

[4] Cela rappelle d'ailleurs certaines pratiques qui étaient encore en vigueur dans la région de Boké, notamment dans la sous-préfecture de Kolaboui, jusqu'au début des années 90. Quand le maître de la forêt sacrée Gbansonyi sortait avec ses hommes pour faire la patrouille, dans le but de purifier et protéger tout le village contre les malfaiteurs et les malfaisants, personne ne devait les voir.

féminine, que la délégation est arrivée. De plus, selon certains informateurs, quelques membres de la Croix Rouge étaient équipés de désinfectants, qui étaient perçus par beaucoup de gens, dans un contexte de soupçons et de déni, comme des moyens de propager Ebola. A notre avis, tous ces facteurs ont contribué à l'éclatement de cette révolte très violente, où la délégation a été prise dans un rapport d'affrontement et d'altérité. Ainsi, les membres de la délégation ont été considérés à la fois comme des étrangers et des adversaires, voire confondus à des malfaisants pouvant exposer les initiés à la sorcellerie. Ils n'étaient pas les bienvenus le jour de la cérémonie, car ils étaient censés saboter les traditions locales, surtout dans le cas du prêtre protestant. sorcellerie. Etant accompagnés par les opérateurs sanitaires, ils ont aussi été perçus comme des ennemis prêts à répandre Ebola à l'intérieur du village.

Aussi, il y a lieu de noter qu'en Guinée Forestière, les individus marchent souvent armés : on ne va pas dans la forêt sans des coupe-coupe. Il y a donc une proximité avec les armes qui nous a souvent mis mal à l'aise, lors des entretiens avec des interlocuteurs armés et pourtant dénués de toute intention hostile à notre égard. D'ailleurs Womey qui signifie, en langue guerzé, « sur le feu », a une longue tradition guerrière, où les populations ne doivent pas reculer face à un ennemi. De plus, selon un habitant de la localité, le fait de choisir Womey comme premier site de la sensibilisation, sur les douze localités de la sous-préfecture, constitue une sorte de provocation dans un jour de cérémonie traditionnelle.

Lorsque nous avons visité ce village en janvier 2015, nous avons eu l'impression d'entrer dans une localité assiégée, où l'on venait de nommer un militaire sous-préfet, avec des garde-corps armés. Beaucoup d'habitants avaient fui le village de peur d'être arrêtés, après les arrestations arbitraires ou justifiées de certains membres de leur famille. Leur fuite n'a fait qu'alimenter des réticences sous d'autres formes : nos informateurs soulignaient par exemple que des femmes avaient dû accoucher dans la brousse, car elles avaient désormais peur de se rendre au village. Les entretiens ont donc été biaisés par le fait que les habitants avaient peur de nous parler ouvertement[5].

Des pièges ont été également tendus dans certains villages de la Guinée Maritime, plus précisément dans une île à Forecariah, où l'on a empêché les opérateurs de repartir en mettant un obstacle sur le pont. Certains chauffeurs ont pu sauver la vie des délégations : à partir d'intuitions personnelles, ils ont réalisé des prouesses avec leurs voitures pour échapper à de tels pièges. Dans d'autres cas, il y a eu des blessés et des voitures fortement endommagées ou même détruites.

Dans certains quartiers périphériques des villes, les réticences offraient parfois un spectacle de guérilla urbaine, où les jeunes du quartier, alertés par les femmes de la présence des opérateurs de la Riposte, s'empressaient de sortir pour défendre leur territoire, en jetant des cailloux, en brûlant les pneus et en barrant les routes, afin d'empêcher toute circulation. Je me suis, d'ailleurs, retrouvé dans une situation de ce genre : en tant que socio-anthropologue, je cherchais à pénétrer, avec des collègues et un groupe de médecins, dans un quartier appelé Fonfonmèrè où il y avait des réticences. Il s'agit d'un quartier périphérique, situé à la sortie de la capitale, très enclavé et traversé par une seule route principale, en très mauvais état, qui ne peut être parcouru que par les camions ou les motos. Les familles touchées par l'épidémie se trouvaient dans une zone reculée près d'un marigot ; nous avions pris la décision de nous diriger vers cette zone à pied, plus discrètement, après avoir garé les

---

[5] Pour des détails sur la résistance en Guinée Forestière, voir Anoko (2014) et Fairhead (2016)

voitures au centre de santé. Au fur et à mesure que l'on marchait, les habitants alertés par notre présence ont commencé à sortir derrière nous, en se regroupant : nous entendions aussi les cris des femmes, qui proféraient des menaces. C'est ainsi que nous avons dû nous mettre à l'abri, en empruntant un sentier qui nous a permis de traverser le fleuve, en abandonnant nos voitures, et d'atteindre la route nationale après deux heures de marche. Par contre, les collègues médecins ont pu sortir du village seulement grâce à l'intervention de la police.

Ces pratiques de réticence ont été construites en interaction avec les réactions de la Riposte et des autorités de l'Etat. Après les révoltes violentes, les forces de l'ordre, notamment la police et la gendarmerie, ont été de plus en plus impliquées dans la Riposte : il fallait les informer de tous les déplacements des opérateurs dans les villages et leur présence était nécessaire dans chaque cas de résistance. De plus, après ces épisodes, les consignes de sécurité ont changé. Les chauffeurs ont reçu des formations en sécurité, en jouant aussi le rôle de vigiles et en alertant les opérateurs face à toute altercation, ou regroupement suspect. Ils ont aussi reçu la consigne de se tenir toujours prêts à démarrer, avec le moteur allumé et la voiture en position de départ. Cette nouvelle stratégie sécuritaire a sûrement contribué à sécuriser les opérations de la Riposte.

Or, malgré toutes ces précautions, les opérateurs n'étaient pas toujours à l'abri. C'est pourquoi en fin mai 2015, à Kawonso, un village de la sous-préfecture de Tanéné, une équipe mixte, composée par des sociologues et des communicateurs, a échappé de justesse à une agression, en courant pour s'embarquer rapidement dans une voiture. Une jeune sociologue, Mariama Yébé Bah, qui n'a pas pu courir assez vite, a été sauvée par un CVV, qui l'a placée dans la maison du chef de quartier, d'où elle n'a pas pu sortir pendant trois heures de temps, alors qu'une petite foule autour de la maison menaçait de la tuer ou de brûler le bâtiment. Elle n'a pu sortir de cette situation qu'à l'arrivée de la police.

Dans d'autres villages, les réticences ne se manifestaient pas aussi violemment, mais elles étaient visibles dans la froideur avec laquelle les opérateurs étaient accueillis, dans des localités du milieu rural où les habitants sont réputés, en général, très hospitaliers. L'absence ou la froideur des salutations, la tendance des adultes à retenir les enfants qui couraient joyeusement pour accueillir les étrangers, témoignaient de leur mécontentement. Finalement, la réticence, qui était multiforme, variait selon les circonstances et les attitudes de maladresse ou d'arrogance des opérateurs qui, par leur manière de s'exprimer, ou l'adoption d'un mode vestimentaire inadéquat, suscitaient la colère ou le rejet des villageois. De façon générale, la résistance se manifestait par le rejet de tous les symboles d'Ebola, notamment les véhicules de la Croix-Rouge et ses travailleurs et les voitures 4*4, surtout de couleur blanche. Cela rendait désormais la tâche des opérateurs difficiles : comment se rendre dans ces zones enclavées sans ces voitures, désormais associées à la Riposte et donc rejetées ? Comment mener des opérations là où l'arrivée de ces véhicules est associée à une déportation, comme le dit un informateur dans un village de Bakhonyi : « Ils sont venus, ils ont emmené nos parents qui ne sont jamais plus revenus, on nous a dit qu'ils sont morts ». Ainsi, les véhicules ont souvent été l'objet d'attaques : une ambulance transportant des malades d'Ebola du village de Dixinn Bouramaya (Tanéné) a été poursuivie par des motards qui l'ont attaqué et brûlée, tout en récupérant les malades pour les empêcher d'être transportés au CTE. D'autres voitures ont fait l'objet de jets de pierres, crevage des pneus, cassure des parebrises.

Les sociologues et les communicateurs parvenaient habituellement à entrer en contact avec ces populations, car ils pouvaient se débarrasser plus facilement des symboles d'Ebola par rapport à leurs collègues médecins : ils garaient leur voiture plus loin, ils s'habillaient simplement, en parvenant à s'assimiler aux habitants des quartiers et des villages, et en se présentant souvent à travers leur affiliation académique. Sans dire qu'ils travaillaient pour la Riposte, ils s'affichaient ainsi comme des enseignants-chercheurs des Universités publiques ou privées guinéennes ou africaines, en se disant intéressés à mener des recherches générales sur les problèmes des populations. Or, même si au départ ils étaient accueillis et écoutés, dès que le thème d'Ebola était abordé les populations devenaient méfiantes, ou demandaient carrément à ce que les sociologues quittent le village ou le quartier, en proférant des menaces. Tel a été le cas du village de Bamban, près du fleuve Konkouré (sous-préfecture de Tanéné). Après avoir été accueillis avec méfiance, nous sommes parvenus à regrouper une assemblée composée par l'Imam, quelques sages du village, notamment les plus âgés, et les jeunes. Puisque nous avons compris très tôt que les habitants ne voulaient pas entendre parler d'Ebola, nous avons mené un entretien semi-directif très général, en évoquant l'historique et surtout les problèmes du village, où les populations sont confrontées à un problème de pénurie d'eau et d'absence d'infrastructures sanitaires et scolaires. L'interlocuteur le plus ouvert était l'unique enseignant pour les trois classes qui existent là-bas. Nous sommes ainsi parvenus à capter l'attention de l'auditoire et nous avons introduit progressivement le thème d'Ebola, afin de saisir la représentation des habitants. C'est ainsi qu'un jeune, à peine âgé d'une vingtaine d'années, a interrompu l'imam, avec ces mots : « *Vous avez dit que vous êtes venus pour parler de notre histoire et de nos problèmes. Mais ça fait une heure, maintenant, que vous ne parlez que d'Ebola. Ce qu'on vous demande, maintenant, c'est de vous lever et partir* ». C'est ainsi que j'ai improvisé, en demandant à l'imam de prier pour le village et de maudire, en même temps, tous ceux qui seraient venus pour faire du mal. Cette prière, accompagnée de la distribution d'un peu d'argent que l'on donne, habituellement, à l'occasion d'une bénédiction, a apaisé l'atmosphère : à la même occasion, les barrages qui avaient été érigés à notre insu ont été levés. Ce qui nous a frappés à cette occasion, comme l'a souligné notre collègue Lamarana Diallo, c'est le fait qu'un jeune ait pu prendre la parole devant les imams et les personnes les plus âgées, contre la volonté de ces dernières qui étaient visiblement gênées. Cela nous a amené à constater un affaiblissement de la gérontocratie, une difficulté des plus âgés à se faire obéir, que nous avons observé, à plusieurs reprises, dans d'autres villages de la Guinée Maritime. Nos collègues de l'UNICEF ont constaté aussi la présence de nombreuses filles mères, ce qui peut être expliqué par un relâchement de l'autorité parentale. La forte réticence de ces villages n'est pas indépendante de la frustration résultant de leur enclavement et des conditions de vie particulièrement difficiles. Les voitures ont du mal à y arriver, les puits sont souvent taris en saison sèche et, malgré la proximité du fleuve, les cultures maraîchères échouent souvent à cause de la sécheresse. De plus, l'absence de lettrés dans le village, à l'exception de l'unique enseignant et la difficulté à accéder aux informations (absence de connexion Internet) empêchaient une meilleure compréhension de la situation. La particularité de cette résistance était liée aussi à un incident survenu quelques jours avant notre arrivée, suite à une mission de sensibilisation des communicateurs de l'UNICEF. Les habitants de Bamban, déjà influencés par les rumeurs selon lesquelles les gens étaient en train de contaminer délibérément en introduisant Ebola dans les villages, avaient aperçu une opératrice, habillée en blanc, qui était entrée seule dans la mosquée pour prier. Cela a été interprété comme une opération de contamination. D'ailleurs, le jour de notre entretien, un vendredi, nous avons prié dans la mosquée avec peu de gens, car les fidèles redoutaient désormais d'être infectés.

1.4.2. La résistance silencieuse et la politique de bâton et carotte de la Riposte.

Après les premières réticences violentes, la Riposte ne s'est pas limitée à la répression, mais elle a aussi changé ses stratégies, en privilégiant plus de dialogue et de sensibilisation.

Elle a cherché, à travers des recherches effectuées par les socio-anthropologues, à comprendre davantage les impacts de ses actions sur les réalités économiques et socioculturelles des populations guinéennes. L'apport des sciences sociales a permis de saisir les représentations des populations locales sur l'épidémie et les actions de la Riposte. C'est ce qui a rendu, d'ailleurs, la Riposte plus flexible et attentive aux réalités socioculturelles de la Guinée, contrairement à ce qui s'est passé au Libéria et en Sierra Leone, où elle a été plus contraignante et répressive. En s'appuyant sur ces études, la Riposte a pu s'adapter aux réalités socioculturelles, en essayant d'harmoniser les principes fondamentaux de la démarche de la santé publique et le respect des valeurs culturelles. C'est ainsi que les enterrements et les hospitalisations ont été menés de manière plus acceptable, comme on l'a souligné ci-haut.

Cependant, une bonne partie de la population, qui n'a jamais adhéré aux stratégies de la Riposte, mais qui craignait de s'exposer à la répression militaire ou policière, avait opté pour une stratégie de résistance silencieuse ou dissimulée. Il nous semble que les opérations de la Riposte ont adopté une stratégie « de bâton et carotte » : si l'on continuait de sensibiliser, on alternait aussi des mesures très contraignantes pour les populations, telles que le confinement ou la quarantaine, avec des stratégies visant à adoucir cette situation, par exemple la fourniture des denrées alimentaires.

Quant aux populations locales, après la répression de l'Etat, elles réagissaient à travers une stratégie qui consistait à manifester une adhésion apparente cachant souvent, en réalité, un « refus silencieux ». A l'image de l'époque coloniale, ou du premier régime autoritaire de Sékou Touré, marqué par la domination du parti unique, on ne s'opposait pas vraiment à l'action des autorités de la Riposte, mais on le faisait plutôt à travers l'omission, le subterfuge, la cachotterie. On évitait ainsi de signaler un malade, on organisait la fuite d'une personne en quarantaine, on se déplaçait pour se rendre, travailler dans des champs éloignés malgré le confinement. En même temps, à travers leur adhésion apparente, avec son corollaire d'applaudissements et de chants de joie à l'arrivée des autorités, les populations cherchaient à s'approprier des avantages matériels liés à la Riposte, en montant les enchères, en demandant toujours plus d'argent ou de nourriture, mais aussi en saisissant cette occasion pour présenter les problèmes et les exigences des villageois. (Somparé et Botta Somparé 2015). C'est pourquoi les acteurs de la Riposte étaient souvent désagréablement surpris lorsqu'ils constataient la transgression des mesures en place de la part des populations qui avait affiché leur adhésion, parfois même de manière enthousiaste. Ils s'énervaient et s'indignaient, en qualifiant les paysans de menteurs. C'est ainsi que l'on avait découvert plusieurs enterrements clandestins dans des localités où les chefs religieux avaient pourtant exprimé leur adhésion, en adressant des prières et des bénédictions aux acteurs de la Riposte. Tel est le cas, par exemple, d'un village de Forecariah, où les enterrements clandestins avaient finalement été dénoncés par un jeune, en suscitant même l'indignation du coordinateur de la Riposte, Dr Sakoba Keita, qui s'est exclamé, en juillet 2015, à Dubreka : « *Eh ! Les anciens ! Nous avons fait des prières ensemble, au cours desquelles ils ont pris des engagements de collaborer avec nous, qu'ils n'ont pas respectés. Seul un jeune homme a eu le sens de la responsabilité et le courage de nous dénoncer ces enterrements clandestins, qui allaient continuer à favoriser la propagation de l'épidémie dans ce village* ».

Il y a lieu de souligner que, si le Conseil Islamique était très impliqué dans la sensibilisation, de jeunes imams plus radicaux n'obéissaient pas nécessairement à ses consignes et, dans les prêches, ils exhortaient les fidèles à désobéir. Ces jeunes, intellectuels et formés dans des Universités arabes ou dans des écoles franco-arabes de la Guinée, sont particulièrement nombreux en milieu urbain. Ils avaient tendance à remettre en question les opérations de la Riposte et la position officielle du Conseil islamique. Cependant, même de vieux Imams pouvaient parfois montrer des réticences. Tel est le cas de l'Imam du quartier de Yimbaya Tannerie, situé sur les hauteurs de Conakry, au-dessus d'un grand marché. Cet Imam qui, selon certains CVV, tenait des discours hostiles à la Riposte, avait enfreint les consignes officielles en priant sur un cadavre suspect : il était ainsi devenu contact et il avait été assigné à domicile. Cependant, il n'avait pas respecté l'interdiction de se déplacer et il s'était rendu à la mosquée, où il fut arrêté, un matin de février 2015, après la prière de cinq heures. L'arrestation d'un Imam, père de nombreux enfants et propriétaire d'une grande concession, a été un acte symbolique par lequel la Riposte a voulu souligner que personne n'est au-dessus de la loi. Cette décision a suscité, dès les premières heures de la journée, un soulèvement des jeunes du quartier aux airs de guérilla urbaine, avec son corollaire de véhicules brûlés et de perturbations de la circulation. La route appelée « autoroute », l'axe principal de Conakry, a été bloquée, un bus transportant les travailleurs d'un ministère a été arrêté et brûlé. Lorsque la Riposte, en écoutant les conseils des socio-anthropologues, a libéré l'Imam, l'un de ses confrères, membres du Conseil islamique, a souligné que, dans toute l'histoire de la Guinée, on n'avait jamais osé arrêter un Imam. Cette arrestation, qui a indigné une bonne partie de la communauté musulmane de Yimbaya, a été interprétée comme une rupture de la tradition, en définissant ainsi le nouveau régime du Président Alpha Condé, élu depuis trois ans, comme une menace, car le gouvernement guinéen a permis une telle décision. Le nouveau régime apparaît donc comme le début d'une nouvelle ère, menaçante pour la religion et moins respectueuse de la tradition musulmane.

Dans d'autres villages, comme on le verra plus tard, la réticence silencieuse s'est plutôt exprimée par une manipulation de la tradition, afin d'inventer ou réinventer des mythes protecteurs, visant à éviter l'ingérence des étrangers dans les affaires du village, sous peine de subir des malheurs. Ces facteurs d'ordre culturel seront développés dans le cinquième chapitre.

1.4.3. Les stratégies de dérision et de diversion : les chants et les danses des femmes.

Notons aussi, pour terminer, que la réticence s'est aussi exprimée à travers la dérision. Des boutades, des ricanements, de l'humour à propos d'Ebola business, afin d'exprimer des soupçons tout en se moquant de la vision sérieuse de la Riposte, ont caractérisé toutes les phases de l'épidémie. Ce sont surtout les plus lettrés, assis dans les cafés et dans les bars, qui tenaient de tels discours, tout en ridiculisant les acteurs de la Riposte qui font, jusqu'à présent, l'objet du sarcasme et de la taquinerie de leurs connaissances. On se moque surtout du fait que, après l'épidémie, les superviseurs et les consultants sont revenus à leurs conditions de vie habituelle, ce qui est assimilé à une chute, après une période d'ascension sociale, où ils gagnaient beaucoup d'argent et se déplaçaient dans de grosses voitures conduites par des chauffeurs.

Parmi les stratégies de diversion les chants et les danses des femmes jouent un rôle particulier. En Guinée, les femmes soussous, particulièrement chaleureuses, expansives et accueillantes, ont le talent d'improviser une chanson. Par exemple, dès qu'un Président est élu, elles le félicitent instantanément en chantant une chanson improvisée. À l'occasion de l'épidémie d'Ebola aussi, dans une logique de réticence dissimulée, elles utilisaient ce talent comme une stratégie de diversion, en accueillant avec des chansons les opérateurs de la Riposte, en exprimant leur joie alors que, en réalité, ils n'étaient pas les bienvenus. La chanson était aussi utilisée pour exprimer la réticence de manière pacifique, pour opposer notre objectif de lutter contre Ebola à leurs problèmes concerts, auxquels surtout les femmes sont confrontées quotidiennement. Tel est le cas d'une femme qui a improvisé une chanson pour nous à Fonfon mèrè, une zone enclavée entre

Conakry et Dubreka, où les voitures ne peuvent pas rentrer et les femmes vendeuses qui se rendent au marché, entre 5 et 6 heures du matin, sont les principales victimes de l'insécurité : « Mukhu *tan sese mu be fo torè. Ebola mu na be a mu soma Be. Guéré mu na be lanyi nanan fonfomére. Wontanara, wo mukhu mali.* » (Chez nous, il n'y a rien, sauf la souffrance. Ebola n'est pas ici, elle ne rentrera pas ici. Il n'y a pas de conflits à Fonfon Méré, il y a la paix seulement ici. Nous sommes ensemble, aidez-nous ». Elle a ajouté : « Regardez, Monsieur, quand vous épousez une belle femme et vous l'amenez ici, au bout d'un an, elle n'est plus belle, elle est devenue vieille, parce qu'elle est tout le temps sur la moto. » Ces propos se réfèrent à l'état de la route, sur laquelle il y a des trous partout, avec les secousses que cela implique lorsqu'on est assis sur une moto, en raison de ces quartiers, peu fréquentés par les voitures en raison de leur enclavement et des pistes qui sont presque impraticables. La femme a donc profité de notre présence pour décrire des conditions de vie très difficiles qu'elle oppose à notre préoccupation pour la propagation d'Ebola. Tout en nous rassurant, avec beaucoup de finesse, que les gens ne vont pas s'opposer à notre objectif, ou réagir violemment à nos actions, elle nous a signifié que les gens de ce quartier avaient des problèmes plus pressants que l'épidémie. Par contre, d'autres groupes de femmes à Forecariah improvisaient des chansons dans lesquelles elles soulignaient leur adhésion totale aux actions de la Riposte, avec beaucoup de solidarité envers les opérateurs. Or, dans leurs chants, elles prenaient des engagements qu'elles ne respectaient pas, en évitant par exemple de dénoncer ou, du moins, d'annoncer les cas de maladie.

1.4.4. Les réticences post-Ebola

Dans les dernières phases de la maladie, nous avons constaté que l'attitude de déni, consistant à contester l'existence même d'Ebola en Guinée, a complètement disparu. Plus que la coercition, plus que les sensibilisations, c'est malheureusement le grand nombre de décès, de familles endeuillées ou, en tout cas, touchées par la maladie, qui a convaincu les Guinéens de l'existence d'un tel fléau. Cependant, beaucoup de personnes ont continué à émettre des doutes sur les causes de la maladie, à être peu convaincues qu'il s'agissait d'une fatalité, à chercher des boucs émissaires, imaginer des complots ou évoquer des explications surnaturelles. C'est ainsi que, si Ebola a été vaincue, les réticences, les résistances, la méfiance ne le sont pas. Après la déclaration spectaculaire et festive de la fin d'Ebola, au contraire, de telles attitudes sont ressurgies dans les quartiers de Conakry, où les habitants se montraient désormais excédés par la présence des opérateurs. Ils réagissaient mal aussi à l'imposition des mesures préventives, qu'il était nécessaire d'observer pendant les 90 jours successifs à la déclaration de fin de l'épidémie d'Ebola. L'une des premières résistances est apparue par rapport à la nécessité de continuer à déclarer les décès, qui ont brusquement diminué, car les habitants ne les signalaient plus. Par exemple, le 5 janvier 2016, personne n'est décédé dans la très grande commune de Matoto, de près d'un million d'habitants. Après de longs mois où les habitants s'étaient habitués à l'enterrement digne et sécurisé, les membres de la famille pouvaient désormais disposer de la dépouille comme ils le souhaitaient, mais ils devaient autoriser un test rapide de détection du virus, qui ne durait que 20 minutes. De la même manière, dans les quartiers, les habitants hésitaient à signaler les cas de maladie potentiellement suspects. Nous avons aussi constaté que la présence des opérateurs de la Riposte et, en particulier, de la Croix-Rouge dans les quartiers, suscitait souvent des commentaires négatifs, révélateurs d'un agacement et d'un ras-le-bol des habitants, qui ont dû se conformer aux mesures préventives pendant une longue période.

Dans les entretiens, il est apparu tout de suite que la cause principale de la démobilisation des habitants de Matoto et de l'apparition de nouvelles réticences relevait d'une erreur de communication relative à la déclaration de fin de l'épidémie d'Ebola. Cette déclaration, qui a suscité des festivités éclatantes dans une atmosphère d'euphorie, n'a pas été précédée ou accompagnée d'un discours visant à expliquer que, si l'épidémie était terminée, la surveillance devait être toujours active, car la maladie pouvait revenir à tout moment. D'où la nécessité de continuer à collaborer avec les acteurs de la Riposte, même dans un contexte de retrait progressif des travailleurs des organisations internationales. Pour cette raison, les gens se demandaient pourquoi les opérateurs de la Riposte étaient toujours sur le terrain et, en cohérence avec leurs premiers doutes et réticences, ils les soupçonnaient de vouloir garder leur travail et continuer à s'enrichir même après la fin de la maladie. Les personnes que nous avons interviewées dans le cadre des associations de quartier, des groupes de femmes, des autorités religieuses, soulignaient qu'il était difficile de sensibiliser les gens sans la diffusion d'un message des autorités invitant la population à ne pas baisser la garde.

La présence des voitures 4x4 et des ambulances dans les quartiers, renvoyant à l'image d'Ebola, contribuait également, selon certains, à la stigmatisation et à la marginalisation de ses habitants. C'est pourquoi beaucoup d'individus pensaient que ces symboles de la Riposte seraient sources de malédiction ou malheurs, « khata » en soussou, qui pourraient se traduire par le retour d'Ebola. Or ils ne voulaient désormais plus entendre parler de l'épidémie au sein de leurs communautés respectives.

À la fin de cette succincte présentation des résistances, il y a lieu de se demander comment des opérateurs venus pour protéger les populations, dans une démarche de la santé publique, pouvaient se heurter à une telle méfiance et à un tel rejet : d'où l'énigme d'Ebola en Guinée. On a souvent avancé, de manière simpliste, des explications visant à présenter les populations comme un ensemble de paysans arriérés et analphabètes, attachés à des traditions séculaires. D'autres interprétations ont mis l'accent sur les défaillances de la politique de communication, sans pour autant analyser en profondeur les raisons de ces failles. Dans les chapitres suivants, nous chercherons à éclairer, à l'aide de l'analyse socio- anthropologique, toutes les causes des réticences et des résistances, dans leurs facettes complexes et multiples, pour apporter des réponses à cette énigme.

Deuxième chapitre : Les interactions entre les “gens d’Ebola” et les “communautés”

Tout au long de la lutte contre l’épidémie d’Ebola en Guinée, nous avons assisté à la rencontre et parfois à l’affrontement entre les acteurs de la Riposte et les populations des localités où ils intervenaient. Ces rencontres sont constitutives d’un rapport d’altérité entre les populations, très hétérogènes, mais rassemblées sous l’étiquette de « communautés » et les opérateurs, ayant des identités professionnelles différentes, mais étiquetés comme les « gens d’Ebola ».

2.1. Les caractéristiques de la Riposte sources de réticence

Les facteurs socio-culturels et politiques constituent certes les causes les plus importantes des réticences ; cependant, ces dernières ne sont pas indépendantes des caractéristiques, des attitudes des acteurs et des différentes institutions impliquées dans la Riposte. Il est donc important de détailler les caractéristiques de la Riposte qui ont été sources de réticences et d’actes de résistance tout au long de l’épidémie. Ce faisant, nous espérons éviter la tendance, constatée par Philippe Lavigne Delville (2011), d’analyser les échecs ou la réussite des projets de développement seulement en analysant les réalités économiques et socioculturelles des développés. Il observe ainsi qu’en faisant l’économie d’une analyse compréhensive des dispositifs d’intervention, des pratiques et des représentations des différents acteurs qui les composent, on ignore une dimension importante des projets de développement. Il met aussi l'accent sur l'importance des difficultés de coordination, qui dérivent de la nécessité constante de recruter des soutiens, des appuis, des relais auprès des populations touchées, en impliquant une multiplicité d'acteurs. Chacun d'entre eux est porteur de logiques et d'intérêts spécifiques qui, pour être conciliés, exigent de nombreux réajustement du projet afin de maintenir la mobilisation de toutes les parties concernées.

2.1.1. Des difficultés de coordination

Rappelons-nous que, comme nous l'avons déjà souligné ci-haut, la Riposte était composée par plusieurs institutions, nationales et internationales, ayant des cultures d'intervention différentes, ce qui posait des problèmes de coordination. Tout d'abord, il y avait des difficultés dans l'articulation entre la Riposte et le ministère de la Santé guinéen. Pendant l'épidémie, la Coordination de la Riposte s'était substituée au ministère, en constituant une structure parallèle, qui n'a pas su s'appuyer suffisamment sur les structures et les ressources humaines du système de santé. Certes, la coordination avait fait appel intelligemment à certains médecins expérimentés à la retraite. Or, l'épidémie a été aussi l'occasion pour recruter de nouveaux agents de santé, qui ont suivi de formations rapides, souvent critiquées. La Riposte n'a donc pas pu exploiter les compétences d'autres opérateurs qui travaillaient déjà dans le domaine sanitaire, tels que les AC (Agents communautaires de santé) ou les femmes accoucheuses travaillant dans les villages.

Même si, dans chaque coordination préfectorale ou communale, les représentants de toutes les institutions impliquées devaient être présents dans les deux réunions journalières, certaines activités échappaient au contrôle de la coordination. C'est pourquoi il y avait des problèmes de duplication des activités de sensibilisation et surtout des distributions des vivres et des produits d'hygiène. Par exemple, un premier groupe de mobilisateurs sociaux et journalistes pouvait passer dans une localité donnée pour transmettre des messages de sensibilisation, avant qu'une autre institution ne vienne pour tenir des discours plus ou moins cohérents avec les premiers. Les populations étaient donc confuses et perturbées par le foisonnement d'activités de sensibilisation dont elles étaient les cibles. La duplication de certaines activités de distribution des produits d'hygiène, des vivres et d'argent dans les situations de quarantaine et de micro-cerclage posait aussi problème. Il pouvait arriver que des familles bénéficient deux fois des distributions, alors que d'autres en étaient exclues, avec les sentiments de frustrations qui s'ensuivent. Chaque erreur de ce genre était imputée à l'ensemble de la Riposte, car il était difficile, pour les populations, de faire une distinction entre les différentes identités professionnelles et affiliations institutionnelles. Plusieurs acteurs nous ont témoigné de leur difficulté de marcher souvent sur les traces, pour ne pas dire sur les pieds, d'autres collègues qui travaillaient autrement, en essayant parfois de réparer les erreurs de ceux qui les avaient précédés. Le problème de coordination rendait plus difficiles de vérifier l'exécution de toutes ces activités dans une ville aussi chaotique que Conakry, alors que, dans les préfectures, il était plus facile de contrôler.

Comme la sociologie du développement l'a montré, Ebola est apparue dans un contexte où le monde du développement constitue un marché et une arène, pour reprendre Jean-Pierre Olivier de Sardan (1999), où chaque institution impliquée cherchait à lutter contre l'épidémie tout en faisant sa propre autopromotion. Sur le terrain, chaque institution voulait souligner sa présence à travers des uniformes, des véhicules avec leurs enseignes, des banderoles, etc. Surtout l'UNICEF, qui détenait le leadership de la mobilisation sociale, était beaucoup plus visible, avec une couleur bleue très voyante. La présence des institutions de la Riposte sous cette forme avait des effets pervers, qui empêchaient le rapprochement des opérateurs de la Riposte avec les communautés, en créant une relation d'altérité. Dans un mémoire sur la gestion des rumeurs pendant l'épidémie d'Ebola, Marine Decaillet (2015) a recueilli le témoignage de certains opérateurs sanitaires de Médecins sans Frontières, de retour de leur mission en Guinée ou au Libéria, qui dénoncent le manque de coordination comme l'une des principales difficultés, comme le témoigne l'un de ses informateurs : « Je suis allé dans la forêt au Libéria pendant une semaine, la région en question était minuscule mais, je ne rigole pas, il devait y avoir 70 ONG juste sur ce territoire. Tout le monde y était : UNICEF, MSF évidemment, la Croix-Rouge, OXFAM, etc. (...) C'était un bazar total parce qu'il y avait un problème d'organisation et d'unification du message ».

Il y a lieu de noter aussi que cette présence active avait aussi un effet d'envahissement des étrangers aux yeux des habitants des villages reculés, en général calmes et paisibles, ou des quartiers urbains enclavés. La présence de toutes ces personnes en uniforme et de tous ces véhicules transmettait l'idée qu'un problème grave était en train d'arriver dans une localité, ce qui contribuait à stigmatiser ses habitants. De plus, l'importance des moyens mis à disposition n'échappait pas aux populations locales, qui comparaient un tel investissement avec leur pauvreté quotidienne. Mes collègues travaillant à Faranah m'ont rapporté le cas d'un homme qui, après avoir compté plus d'une centaine de voitures 4*4, leur a dit : « *Regardez toutes ces voitures, tous ces gens qui sont à l'hôtel. Ça, c'est beaucoup d'argent ! Et si on nous envoyait ça plutôt...* »

2.1.2. L'implication des ONG locales

Le phénomène de la sous-traitance a amplifié ces difficultés de coordination, car les principales institutions impliquées ont choisi de sous-traiter à des ONG locales des projets de sensibilisation ou de formation. En Guinée, le marché du développement est alimenté par un foisonnement d'ONG créées par les jeunes, avant tout pour résoudre leurs problèmes de chômage et de manque de ressources financières. Sans nier leur volonté d'ouvrer pour le développement, ces ONG sont créées par leurs fondateurs pour accéder aux ressources des Institutions Internationales et de l'Etat, qui financent des projets de développement et de protection sociale. Ces projets sont toujours exécutés avec une très grande marge bénéficiaire pour les promoteurs, pour ne pas dire les entrepreneurs du développement. Certaines institutions, telles que l'UNICEF, privilégient les ONG fondées par des jeunes, car elles se soucient aussi de résoudre leurs problèmes d'emploi. D'ailleurs, le ministère de la Jeunesse et de l'Emploi a mis en place une association juvénile, que l'on appelle CECOJ, au niveau de chaque préfecture. Ces associations ont profité de l'épidémie d'Ebola pour obtenir des marchés : par exemple, à Dubreka, la formation des CVV, qui a été décriée, a été faite par CECOJ, soupçonné par les jeunes d'avoir détourné de l'argent. Dans ce cas, on voit les effets pervers de la sous-traitance qui, de façon générale, amène les entrepreneurs à minimiser les coûts, en contribuant à la dégradation de la qualité du travail, que ce soit dans les entreprises minières ou au niveau du marché public guinéen. (Somparé 2006) C'est l'UNICEF qui était chargé de cette formation, qu'il a sous-traitée à Plan Guinée qui, à son tour, l'a sous-traitée à CECOJ, dont la gestion a été peu transparente : sans considérer la faible qualité de la formation reçue, des CVV qui n'avaient jamais été présents sur le terrain ont été payés. Cela a contribué à entretenir l'image d'Ebola business, en donnant l'image de distributions gratuites et arbitraires d'argent, sur fond de corruption et de manque de rigueur.

La concurrence entre toutes ces ONG locales pour obtenir des contrats dans le cadre des activités de sensibilisation a également entraîné beaucoup de précipitation, des excès de zèle et des falsifications dans les résultats. Ainsi, plusieurs jeunes animateurs des ONG étaient beaucoup plus préoccupés de toucher, par leurs messages, le plus grand nombre d'individus, plutôt que d'instaurer un dialogue et de s'assurer de leur compréhension. Leurs rapports sont révélateurs d'une telle logique quantitative, car les opérateurs s'y empressent de souligner le nombre des familles touchées par le porte-à-porte, même si les messages étaient parfois véhiculés de manière hâtive, en confondant vitesse et précipitation. Certaines ONG ont même recruté des consultants pour des enquêtes de sociologie et d'anthropologie, sans choisir nécessairement des personnes qualifiées dans la recherche en sciences sociales. Des enquêtes ont été ainsi menées de manière hâtive et approximative, avec cette même logique quantitative, visant à administrer le maximum de questionnaires. Par exemple, lors d'une rencontre à Kindia, en octobre 2015, nous avons remis en cause les résultats d'une enquête réalisée par une ONG, qui déclarait que 99 % des populations des localités de leur terrain d'enquête adhéraient entièrement aux actions de la Riposte. Ces aspects ont été d'ailleurs soulignés par le Coordinateur National, Dr Sakoba Keita, qui a dit qu'il a rencontré, à Coyah, un groupe de jeunes en train de jeter des prospectus qu'ils auraient dû distribuer.

Le recrutement du personnel chargé de la sensibilisation et de la formation a aussi posé problème, dans un contexte où les rapports de travail sont enchâssés dans la parenté (Polanyi 1983) et caractérisés par des logiques népotistes et clientélaires et par l'absence de méritocratie. En effet, dans un contexte où le taux de chômage est élevé, car il dépasse 60 % pour les jeunes diplômés et dans une société où les rapports de travail sont souvent enchâssés dans la parenté, pour paraphraser Karl Polany (1983) plusieurs jeunes ont été recrutés dans le cadre du lien familial ou social, ce qui a été sévèrement critiqué. Par exemple, il a été constaté que les CVV et les CVQ, qui recevaient des primes pour leur travail, avaient souvent des liens de parenté avec les chefs de quartier : dans beaucoup de cas, il s'agissait de leurs enfants et de leurs épouses. De plus, dans certaines zones, les populations ont contesté le fait que, au lieu de recruter les jeunes ressortissants de la localité, on envoie plutôt des étrangers pour les sensibiliser.

C'est pourquoi les acteurs de la Riposte se sont heurtés à certains rejets des populations des quartiers ou des villages d'où ils n'étaient pas originaires. Tel est le cas de certains quartiers périphériques de Conakry, notamment Cimenterie, Baylobaya, Fonfon Mèré, etc., qui relèvent administrativement de la préfecture de Dubreka, mais qui se considèrent comme des habitants de la banlieue déshéritée de Conakry, avec tous les sentiments de frustration que cela comporte. Or, ce sont des associations de scouts de Dubreka centre, petite cité administrative, qui ont été envoyées dans ces localités qu'ils ne connaissaient pas, où elles ont été rejetées et considérées comme étrangères.

2.1.3. *Le caractère juvénile et festif de la Riposte*

Le recrutement des jeunes impliqués dans les ONG et, de façon générale, la présence de beaucoup de jeunes opérateurs dans la Riposte, en général des citadins, a suscité des problèmes, notamment dans les interventions ciblant de personnes âgées vivant en milieu rural. Les jeunes citadins n'ayant pas grandi au village n'avaient pas tous les codes et les formules de politesse nécessaires pour traiter avec des personnes âgées et des autorités religieuses. En même temps, il était plus facile de recruter ces jeunes citadins, dont certains étaient déjà présents sur le marché de l'emploi. Beaucoup de jeunes étaient à leur première expérience d'emploi et voulaient bien faire, donc ils péchaient parfois par excès de zèle, en voulant faire preuve de bravoure. C'est pourquoi la coordination et les responsables de la mobilisation sociale de l'OMS insistaient beaucoup sur le fait qu'il ne fallait pas faire le héros. Le mode vestimentaire de ces jeunes opérateurs a été aussi particulièrement critiqué. Il y avait de jeunes superviseurs médecins et ceux de la mobilisation sociale habillés comme des rappeurs, qui portaient des pantalons laissant entrevoir leur culotte, ou des filles qui arboraient des habits moulants exposant leur corps et, plus particulièrement, leur poitrine.

La présence des jeunes a été surtout critiquée dans le domaine de la gestion des cadavres car, en raison de leur force physique, ils ont souvent été recrutés pour procéder aux enterrements. Cependant, les gens étaient scandalisés de les voir s'impliquer dans des rituels funéraires qui sont traditionnellement réservés aux personnes âgées ou, en tout cas, dotées d'une certaine maturité.

De plus, les jeunes conféraient aux opérations de sensibilisation un caractère festif qui a contribué aussi à la désapprobation, voire au rejet, de la Riposte. En effet, les jeunes qui animaient les sensibilisations, afin d'attirer les gens, étaient souvent enclins à organiser des fêtes et des spectacles. Ils plaçaient, au bord de la route, des haut-parleurs diffusant la musique et expliquaient, de manière souvent enthousiaste, les comportements à observer pour éviter la maladie. Ils organisaient également des matchs de football, des tournois contre Ebola, mais ils sollicitaient aussi la participation de chanteurs populaires. Cette animation joyeuse contrastait avec la peur et la tristesse des familles endeuillées et de la population en général.

En fait, Ebola est apparue dans une société de spectacle, dans laquelle les jeunes, surtout écoliers et étudiants, organisent souvent des manifestations. La vie des établissements scolaires guinéens est riche d'événements qui n'ont rien de didactique : des tournois, des élections de miss ou de master, des kermesses, organisés par des jeunes qui cherchent à tirer profit de ces situations. À la fin des études universitaires, par exemple, une grande fête est organisée : on coud des tenues, on réalise des albums des photos, en alimentant une économie de spectacle, à laquelle participent les chanteurs, les propriétaires des imprimeries, les couturiers, les musiciens, etc. C'est pourquoi beaucoup de ces jeunes ont donc considéré cette situation de crise sanitaire comme une aubaine pour gagner de l'argent. Le fait de voir ces mêmes catégories de personnes profiter de l'épidémie pour proposer de nouvelles activités festives a conforté l'idée d'Ebola business.

2.2. Les identités professionnelles de la Riposte et les conflits qui en dérivent : les sciences sociales contre les sciences médicales ?

La Riposte contre Ebola était composée d'acteurs ayant des identités professionnelles hétérogènes et des cultures du travail différentes, qui n'avaient pas, avant cette épidémie, l'habitude de se côtoyer et de travailler ensemble. De plus, ils étaient porteurs de sous-cultures selon leur inscription dans le monde social, dictée par leur genre, âge, appartenance ethnique ou nationalité. Lors de leur socialisation professionnelle, ils ont intériorisé le savoir-faire et le savoir-être typique de leur profession. La pluridisciplinarité et les approches transversales sont d'ailleurs de plus en plus encouragées, dans la communauté scientifique, pour une appréhension plus complète du social, dans toute sa complexité et ses multiples facettes. La lutte contre Ebola exigeait l'apport de plusieurs disciplines différentes : santé publique, médecine, communication, journalisme, anthropologie, sociologie, etc. Il fallait cependant associer et appliquer les apports de ces différentes disciplines, ce qui n'est pas sans difficulté, car il est plus facile de réunir les spécialistes de disciplines différentes autour d'une conférence, d'un débat scientifique abstrait, plutôt que de les associer directement sur le terrain, de surcroît dans une situation d'urgence.

La tâche des acteurs du corps médical, qui étaient beaucoup plus nombreux, était indéniablement plus importante. Selon ces derniers, lorsqu'il y a une épidémie, il y a une démarche rationnelle, médicale, de santé publique, à suivre et à appliquer à la lettre. Comme le soulignent Didier Fassin et Jean-Pierre Dozon (2001) cette démarche se veut universelle car fondée sur la rationalité scientifique, ce qui occulte qu'elle est, en fait, le produit de la civilisation occidentale. Des populations différentes, à des moments distincts de l'histoire, ont élaboré des manières différentes de se protéger des maladies. Même si elle est fondée sur la rationalité scientifique, la démarche de la santé publique est donc un produit culturel de l'Occident, dont la transposition chez d'autres populations, qui conçoivent la maladie autrement, ne va pas de soi. Or, en ignorant cette réalité, beaucoup de médecins étaient souvent peu tolérants et alarmistes par rapport aux comportements de réticence, au point de solliciter souvent le recours aux forces de l'ordre. Ils adhéraient ainsi, sans le savoir, au « grand partage » évoqué par Bruno Latour (1991), une logique qui oppose la vérité scientifique, dont on ne questionne pas les modalités de formation et de transmission, aux savoirs locaux. Contrairement aux connaissances scientifiques, considérées universelles, ces savoirs locaux sont considérés comme des croyances plus ou moins exotiques et font l'objet d'analyses visant à les mettre en rapport avec le contexte socioculturel au sein duquel ils naissent et se développent.

Or, le rôle de la cellule de mobilisation sociale MOSO, qui réunissait les socio-anthropologues, les communicateurs et des journalistes était celui d'appuyer les médecins afin d'amener les populations à collaborer. Beaucoup de médecins ont des préjugés sur les sciences sociales, qu'ils ne considèrent pas comme des sciences, mais plutôt comme de la littérature. Il n'était donc pas évident, pour eux, de comprendre la place de ces disciplines pendant une épidémie. Beaucoup de sociologues et communicateurs soupçonnaient les médecins d'avoir un « esprit de monopole », pour reprendre l'expression d'un collègue sociologue : une épidémie serait alors perçue comme un problème seulement médical. Comme le constate aussi Sylvain Faye (2015), le fait de ranger sociologues, journalistes, communicateurs, dans le cadre de la même catégorie de « mobilisation sociale » (MOSO) témoignent déjà d'une distance et d'un manque d'attention et de distinction entre nos disciplines. Nous rejoignons donc Sylvain Faye dans sa considération selon laquelle ce n'est pas tellement l'apport de l'anthropologie qui a été sollicité, mais plutôt l'idée que les autorités de la Riposte s'en faisaient, en assimilant l'anthropologie à la médiation culturelle. Si la distinction est mince entre anthropologie et sociologie, ces deux disciplines ont peu à voir avec le journalisme et la communication. Or, ces spécialistes ont été souvent assimilés, au point de leur demander de respecter le même programme de travail, alors que le temps demandé par l'enquête sociologique et celui de la sensibilisation sont différents. Deux de nos jeunes collègues, basés respectivement à Forecariah et à Boffa, se sont retrouvées dans cette situation où, en étant associées aux spécialistes de la santé publique et aux communicateurs dans leurs déplacements, elles n'ont pas eu suffisamment de temps pour mener leurs enquêtes. Ces problèmes variaient aussi selon l 'esprit d'ouverture des responsables, notamment les directeurs sous-préfectoraux et les médecins coordinateurs de la Riposte. De façon générale, les spécialistes de la MOSO ont joué un rôle plus important suite à la persistance des réticences, ce qui a changé un peu le regard sur la sociologie et l'anthropologie. Souvent, les sociologues étaient appelés lorsque les médecins se heurtaient à des réticences qui rendaient leur travail impossible. Ce qui était incompréhensible, c'est ce qui était du ressort des sociologues, les tenants de cette discipline mystérieuse qui semblait parfois résoudre des problèmes de façon magique. Alain Epelboin note que c'est souvent dans des circonstances où les médecins et les spécialistes de la santé publique se sentent impuissants qu'ils ont recours à l'anthropologie. Il revient alors à l'anthropologue de déplacer une demande qu'Epelboin définit « de type catalogue » de dictionnaire ethnographique des pratiques, des coutumes et des mœurs des autres », pour prendre en compte à la fois la culture des soignés et des soignants, en agissant comme un traducteur culturel capable de permettre une meilleure compréhension réciproque. Cette remarque relative au déplacement de la demande s'adapte peut-être à plusieurs situations de professionnalisation de la sociologie et de l'anthropologie, dans la mesure où le sociologue est toujours appelé à complexifier la demande institutionnelle en y introduisant des problématiques plus pertinentes pour le sociologue.

Pendant l'épidémie d'Ebola, les sociologues étaient chargés de recueillir les discours et les rumeurs pour les déconstruire, afin de mieux comprendre le contexte socioéconomique et culturel local. Grâce à leur approche axée sur l'intégration au sein des communautés urbaines et villageoises, ces acteurs ont aussi joué le rôle de médiateurs entre les opérateurs de la Riposte et les populations manifestant leurs réticences. Comme le notent Sow et Desclaux (2016) les socio-anthropologues se sont ainsi retrouvés dans une position inhabituelle, puisqu'ils ont dû agir dans une situation d'urgence en endossant de multiples rôles à la fois : experts, acteurs, chercheurs et intervenants sociaux. Comme ils ont travaillé dans un contexte de crise sanitaire, ils n'ont pas eu le temps d'effectuer des études préalables à l'intervention des autres professionnels, afin que ceux-ci puissent mieux adapter leurs conduites. Du coup, il y a eu une simultanéité entre l'enquête sociologique et les interventions, ce qui représentait pour le sociologue une situation vraiment exceptionnelle, où il ne pouvait pas s'offrir le luxe d'effectuer un terrain de longue durée. Les sociologues étaient engagés par des Institutions qui avaient besoin d'obtenir rapidement des résultats ; il fallait donc qu'ils travaillent vite sous une forte pression. Il faut ajouter que l'équipe des socio-anthropologues était hétérogène, car elle regroupait de jeunes diplômés fraichement sortis des facultés de sociologie et des chercheurs plus expérimentés. Si ces derniers ont pu défendre leur autonomie professionnelle, il a été plus difficile pour les jeunes de résister aux pressions de la coordination qui souhaitait les cantonner dans des tâches de communication et de sensibilisation. Néanmoins, la présence des socio-anthropologues de l'OMS, dirigés par le Pr. Niang, et ceux du LASAG (Laboratoire Socio Anthropologique de Guinée), financés par L'UNICEF, ont permis à la Riposte d'être beaucoup plus accommodante et donc moins contraignante ou coercitive qu'au Libéria et en Sierra Leone. (Sompare 2017)

Certes, Ebola a été éradiquée en Guinée grâce à la synergie de spécialistes dans des disciplines différentes, mais les conflits latents issus des rapports de travail étaient omniprésents. Les sociologues, dans leur analyse, soulignaient les erreurs des opérations de la Riposte et des communicateurs, ce qui était ressenti comme une accusation par les autres professionnels, peu familiers avec la vocation critique et déconstructiviste des Sciences Sociales. Globalement, les sociologues avaient tendance à demander des efforts d'adaptation de la Riposte qui étaient ressentis, par beaucoup de médecins, comme une forme d'alourdissement de leur tâche. Leur posture de neutralité, plus confortable que celle des communicateurs et des médecins, rendait parfois ces derniers un peu frustrés, car ils se sentaient plus exposés à des risques, davantage en première ligne, alors que les socio-anthropologues venaient souvent après leurs interventions, pour comprendre leurs impacts.

Du fait de leur démarche méthodologique, visant à s'intégrer dans les communautés, les socio-anthropologues avaient plus de facilité à pénétrer dans les communautés, à gagner la confiance des populations locales : du coup, ils servaient souvent de médiateurs, ou parfois même d'espions qui, assis incognito à une table de café, écoutaient les conversations et recueillaient les rumeurs. Les sociologues guinéens avaient aussi la possibilité de s'appuyer sur leurs étudiants, ressortissants des différentes localités, pour entrer en contact avec les populations locales. En présentant leurs familles, en reconstruisant des rapports de parenté, voisinages et d'amitiés, ils avaient plus de chances d'être acceptés. C'est cette démarche méthodologique, visant à reconstruire un lien social avec les enquêtés pour éviter de se placer dans un rapport d'altérité, voire d'étrangeté, que nous avons d'ailleurs souvent suggérée aux autres professionnels, pour qu'ils partagent cette attitude et ce savoir-être typique de notre métier.

La posture du sociologue, qui consiste à pénétrer les groupes même dans un contexte de révolte, était aussi en porte-à-faux avec les normes de sécurité des Nations-Unies, et plus particulièrement de l'OMS. Les sociologues se débarrassaient souvent de tous les symboles permettant à aux interlocuteurs de les reconnaître en tant que gens d'Ebola ». On transgressait donc les règles, jusqu'à braver des interdictions officielles, comme dans le cas où nous nous sommes rendus, avec des véhicules privés, sur les lieux d'une révolte à Conakry.

Nous étions aussi soupçonnés d'être lents. Lors d'une rencontre, le Coordinateur de la Riposte, Dr Sakoba Keita, a souligné avec humour : « Vous *les sociologues, vous êtes importants. Vos études sont importantes, mais vous êtes trop lents. Quand vos résultats arrivent, le problème est déjà réglé* ». Cette contrainte de temps est inhérente à beaucoup de recherches appliquées en socio-anthropologie du développement, qui obligent le chercheur à comprendre rapidement les dynamiques sociales de la localité ciblée par un projet. Cette contrainte, cependant, est encore plus forte dans le cadre d'une urgence sanitaire ou humanitaire. Les rapports étaient critiqués car ils étaient longs et truffés de références théoriques, écrits par des chercheurs habitués au langage des articles scientifiques, qui avaient parfois du mal à s'adapter aux exigences de synthèse et schématisation requises par les Institutions.

De plus, comme le souligne Olivier De Sardan (1999), les sciences sociales ont une vocation populiste, car elles tendent à restituer la parole à des acteurs qui n'ont pas les ressources matérielles et symboliques pour se faire entendre. Les résultats, surtout dans le cadre de la sociologie holiste, mettent constamment l'accent sur les mécanismes de domination, de production et reproduction des inégalités sociales. C'est ainsi que, même dans le cadre de l'épidémie d'Ebola, les socio-anthropologues ont été toujours été très sensibles aux discours des communautés. Les résultats tendaient chaque fois à souligner les contraintes de la Riposte et leurs recommandations, selon certains médecins, allaient même à l'encontre de la démarche de la santé publique. C'est ainsi que certains collègues ont été successivement soupçonnés d'inciter les populations à la révolte et de vouloir, d'une certaine manière, prendre la place des médecins, à force d'insister sur l'adoption de mesures visant à humaniser les hospitalisations et les enterrements.

2.3. La construction de l'altérité : les communautés et les gens d'Ebola

Dans ce chapitre, nous avons pu constater jusqu'ici que les "gens d'Ebola", que la plupart des populations locales considéraient comme un groupe homogène d'individus venus travailler et s'enrichir dans le cadre de la lutte contre l'épidémie, étaient en réalité très différentes. Comme le souligne J.P. Olivier de Sardan dans sa réflexion sur la relation féconde entre anthropologie et développement, un fossé sépare les « développeurs » autochtones ou étrangers, détenteurs d'un capital économique et culturel, représentants d'une culture urbaine et cosmopolite, et les bénéficiaires des projets de développement, pauvres et faiblement alphabétisés. Nous avons déjà observé que, pour les paysans, tous les participants à la Riposte ont été qualifiés de « gens d'Ebola », sans distinguer les différents rôles et postures. De la même manière, les réticences, les difficultés de communication ont été imputées par les opérateurs à une « communauté villageoise », un concept dépassé, désignant un groupe fondamentalement homogène, figé dans la tradition, isolé, incapable de s'ouvrir au changement, formé par des paysans superstitieux, ignorants et têtus. D'où le regard exotique et distant de la Riposte, qui nous a empêché quelque part de comprendre les conduites des populations en tenant compte de leur différenciation sociale. Cette vision négative de la communauté rurale, qui s'enracine en partie dans les théories de la modernisation des années '50, est révélatrice de toute la distance entre la sous-culture des intellectuels citadins guinéens et celle des populations rurales analphabètes. Elle est parfois teintée aussi de préjugés ethniques : telle ethnie serait plus obstinée, telle autre plus prête à collaborer, les uns seraient menteurs, les autres trop belliqueux. Finalement, pendant l'épidémie d'Ebola, le terme de « communauté » a été utilisé, à notre avis, comme un concept fourre-tout et simpliste.

2.3.1. La communauté : un concept inadéquat pour appréhender les réalités sociales guinéennes.

Le concept de communauté a été forgé et utilisé par les fondateurs de la sociologie, notamment Tönnies et Durkheim, en opposant sans cesse la communauté à la société, conçues, dans une perspective évolutionniste, comme deux stades dans l'existence des formations sociales. Ces concepts ont été élaborés à une époque où les sociétés occidentales étaient en pleine mutation, en passant d'une société agricole précapitaliste à une société industrielle capitaliste. Durkheim a soutenu que les sociétés préindustrielles étaient des groupes sociaux fondamentalement homogènes, où il n'y avait pas de spécialisation professionnelle au-delà de la division du travail selon le sexe, où les rôles et les statuts étaient dictés par l'origine familiale et les solidarités étaient déterminées par la ressemblance. En résumant les travaux de Tönnies, Durkheim explique : « La *communauté est une masse indistincte et compacte qui n'est capable que de mouvements d'ensemble. C'est un agrégat de consciences si fortement agglutinées qu'aucune ne peut se mouvoir indépendamment des autres. Ce qui tient les individus unis (...) c'est l'accord, silencieux et spontané de plusieurs consciences qui pensent et sentent de même, qui sont ouvertes les unes aux autres (...), qui vibrent à l'unisson. Pour que les consciences soient à ce point confondues, il faut qu'elles soient de même nature, ou qu'elles aient au moins de grandes ressemblances...* ». Dans la société, au contraire « chacun *est ici pour soi et dans un état d'hostilité vis-à-vis des autres. (...) Personne ne fera rien pour autrui à moins que ce ne soit en échange d'un service similaire ou d'une rétribution qu'il juge être l'équivalent de ce qu'il donne... Seule la perspective d'un profit peut l'amener à se défaire d'un bien qu'il possède (...). C'est le règne de l'individualisme (...) Le régime du statut est cette fois remplacé par celui des contrats. Puisque les volontés particulières ne sont plus absorbées dans la volonté collective, mais puisqu'elles sont pour ainsi dire campées les unes en face des autres dans la plénitude de leur indépendance, rien ne peut mettre fin à cet état de guerre qu'un traité de paix, (...) c'est-à-dire une convention ou contrat* » (Durkheim 1889). Nous avons cité longuement ces définitions car elles ont inspiré les travaux des fondateurs de la sociologie du développement, en particulier Parsons. Après avoir élaboré une description des caractéristiques qui opposent la communauté et la société, les tenants de la théorie de la modernisation, qui a dominé les débuts de la sociologie du développement, ont théorisé les conditions du passage d'un stade à l'autre, en cherchant à identifier les obstacles d'ordre socioculturel qui entravent la transition vers le progrès et la modernité. Ils ont donc figé, dans leurs descriptions, une société traditionnelle ou communauté qui serait universelle, sans aucune différence dans l'espace et dans le temps et qui, partout dans le monde, ressemblerait aux sociétés occidentales préindustrielles. C'est cette vision, évolutionniste et dépassée qui, tout en ayant été remise en cause par la communauté scientifique, a laissé des traces durables dans la conception du développement et des populations à développer. C'est pourquoi, jusqu'à présent, beaucoup persistent à utiliser ces concepts, en ignorant par exemple que, dans l'histoire de la Guinée, il y a eu des mouvements de jeunes et de femmes agissant de manière indépendante par rapport aux solidarités et aux identités communautaires. Il faut souligner aussi qu'une conception de la communauté en tant que groupe compact et homogène a été répandue, cette fois-ci avec une connotation positive, par des auteurs et philosophes africains, qui ont souligné entre autres la cohésion sociale, la prise de décision consensuelle et la protection offerte à l'individu par le groupe[6]. Cette conception est aussi présente dans le sens commun : dans les situations de la vie quotidienne, on oppose volontiers l'attachement à la famille et la solidarité qui règne en Afrique vis-à-vis de l'Occident, présenté comme le règne de l'égoïsme et de l'individualisme. Lors de l'épidémie d'Ebola, l'une des difficultés de la Riposte a justement été celle de raisonner en termes de communautés villageoise ou ethnique, où les individus allaient obéir aux consignes des autorités traditionnelles. Or, la société guinéenne est de plus en plus complexe et différenciée : chaque individu n'est pas seulement membre de sa communauté, mais porteur d'identités liées à des sous-cultures liées au genre, à l'âge et aux identités professionnelles. Ses appartenances multiples l'exposent aussi à des influences différentes : un jeune, par exemple, n'écoute pas seulement les sages de sa communauté, mais aussi son enseignant, ou le maître de l'atelier où il apprend un métier, ou encore le leader du groupe de jeunes où il est inséré. Certes, la société guinéenne n'est pas encore très différenciée comme les sociétés occidentales : c'est ce qui fait que l'analyse de Durkheim pourrait être un bon point de départ pour lire ses mutations, comme l'ont fait d'ailleurs des sociologues et anthropologues africanistes tels que Alain Marie (1994), en s'intéressant à l'émergence des individus et des sociétés africaines. Or, elle est de plus en plus complexe, avec des

---

[6] Parmi ces auteurs, nous pouvons citer à titre d'exemple W. Abraham (1962), K. Gyekye (1997) et L. S. Senghor (1937)

groupes professionnels distincts qui défendent leurs intérêts respectifs, au-delà de toute appartenance communautaire, comme le démontre la dernière grève des enseignants, bien que les classes sociales n'existent, dans ce pays, qu'à l'état embryonnaire. (Somparé 2006)

Cette dichotomie entre société traditionnelle et moderne a aussi engendré une division arbitraire entre deux disciplines jumelles, l'anthropologie et la sociologie. Dans ce schéma, l'ethnologie et l'anthropologie ont longtemps été appliquées à l'étude des sociétés traditionnelles, alors que la sociologie s'est focalisée sur les sociétés modernes occidentales ou les villes des pays en voie de développement. Or, cette division de l'objet d'étude est de plus en plus remise en cause, ne serait-ce que pour la disparition progressive des sociétés dites « traditionnelles » ; on peut désormais faire de l'anthropologie dans une métropole occidentale, ou de la sociologie dans un village africain. Ces deux disciplines gardent cependant leurs identités respectives, à notre avis, grâce à une attention particulière à certains aspects de la vie sociale, ce qui rend leur association très féconde. L'ethnologie demeure plus attentive aux particularités culturelles tout en tendant vers l'anthropologie en tant que science de l'homme dans sa dimension universelle. La démarche anthropologique tente de dégager ce qui ne varie pas d'une société à une autre, avec une démarche comparatiste, qui nous permet à la fois de comprendre les spécificités culturelles et de ne pas nous enfermer dans les particularismes. C'est ce qui nous permettrait d'observer par exemple, à travers une comparaison d'étude de cas en Afrique et ailleurs, que certaines réactions des populations sont humaines et universelles face à un phénomène dramatique, comme la maladie à virus Ebola, alors que d'autres dépendent de spécificités sociales et culturelles. Par contre, la sociologie est mieux placée pour rendre compte de la stratification sociale et des rapports entre les différentes catégories socioprofessionnelles. Dans cette étude, elle nous a permis par exemple de repérer les intérêts des différentes catégories professionnelles ayant subi les impacts de l'épidémie d'Ebola. À notre avis, c'est finalement une socio-anthropologie dynamique, à l'instar des études pionnières de Georges Balandier, qui est la plus adaptée pour rendre compte de l'identité culturelle et des mutations sociales en cours dans les sociétés africaines.

2.3.2. Et si on raisonnait plutôt en termes de réseaux ?

Cette vision de la communauté, chargée des préjugés et du manque d'attention des opérateurs, a aussi empêché d'identifier les quelques individus qui, dans les différentes localités, ont été les responsables de la diffusion des rumeurs et des résistances qui ont entravé l'éradication rapide de l'épidémie. Une telle difficulté n'est pas non plus indépendante de l'existence d'une culture d'impunité, qui amène toujours à attribuer les défaillances de quelques individus à toute leur communauté d'appartenance ou catégorie socioprofessionnelle, au lieu de situer les responsabilités individuelles. En tout cas, une telle représentation de la communauté villageoise, qui impute l'échec de la communication au caractère « arriéré » de la mentalité paysanne, empêche de réfléchir sur les raisons réelles des difficultés de communication, tout en occultant deux aspects fondamentaux. Tout d'abord la communauté villageoise n'est pas un ensemble homogène, qui pense et agit ensemble ; la sociologie du développement (Olivier de Sardan, 1999) nous enseigne qu'elle est composée par des groupes différents, ayant des intérêts souvent conflictuels et réagissant différemment à la mise en place d'un projet de développement. Par exemple si les femmes, déjà habituées à vivre dans l'espace domestique, acceptent facilement les mesures de quarantaine, les hommes, surtout les plus jeunes, sont confrontés à un bouleversement de toutes leurs habitudes et tendent à résister à cette contrainte.

Deuxièmement, les villages guinéens ne sont plus enclavés comme ils l'étaient auparavant : ils sont désormais connectés à la ville par des moyens de transport au prix accessible (par exemple, les taxis — motos) et par des moyens de communication, au premier rang desquels se trouvent les téléphones portables. Ainsi, les paysans sont insérés dans des réseaux qui comprennent les habitants des villages, les ressortissants citadins et tous ceux qui font la navette entre les différentes localités, par exemple les chauffeurs de taxi et les femmes commerçantes. Les villageois sont donc exposés à beaucoup d'informations différentes. Les rumeurs et les stratégies de résistance sont passées à travers ces canaux de communication. Comme une question bien posée est à moitié résolue, nous pensons qu'il faut aborder le problème des réticences en le posant en termes de réseaux communautaires de résistances et de sabotage de la Riposte contre Ebola. Les réseaux communautaires de résistance regroupaient des membres des communautés réticents, mal informés ou malintentionnés, vivant au village ou en ville et interconnectés par les moyens de transport et de communication. Parmi ces individus il y avait des paysans, des membres des élites religieuses et politiques, des ouvriers, des cadres, des chômeurs désœuvrés et des délinquants. Il y avait également des jeunes qui saisissaient cette opportunité liée à l'épidémie d'Ebola pour exprimer leur mécontentement et frustration dans un contexte de chômage et d'exclusion sociale. Les réticences, les résistances et les soulèvements contre la Riposte n'étaient pas indépendants des diffusions de rumeurs et des agissements voire des incitations à la révolte de certains ressortissants. En particulier, les villageois qui ont émigré en ville, ou ceux qui ont étudié, étaient particulièrement écoutés, car ils étaient considérés plus éveillés et informés.

De façon générale, en Guinée, dans un contexte de baisse de la qualité de l'enseignement et d'inflation des titres scolaires, les individus instruits brandissent leurs diplômes comme un moyen de revendication d'une place et de légitimation de leur discours. Comme l'a montré Laurence Proteau (2002) dans son étude sur les élèves ivoiriens, le surinvestissement des élèves et de leurs familles et l'attachement au titre scolaire, sont porteurs d'un projet de revendication d'une place dans la société. Or, le contexte de chômage engendre des frustrations qui font en sorte que les individus instruits se replient souvent sur leur quartier, pour y devenir des leaders d'opinion, notamment dans des groupes qui se réunissent autour du thé et du café. Ce sont ces intellectuels qui, à Conakry, ont l'habitude de se rendre plusieurs fois par semaine au centre-ville, d'y acheter les journaux et de les commenter pour leurs voisins et amis, qui diffusent à leur tour ces informations dans leur famille et auprès des parents villageois. Nous avons constaté que, à chaque fois qu'Ebola est apparue dans une localité rurale, les villageois ont été inondés d'appels téléphoniques, visant à s'enquérir de leur santé, mais aussi à leur indiquer le comportement à tenir face aux acteurs de la Riposte. Comme nous l'a dit, une fois, un vieil homme du village de Bamban, dans la sous-préfecture de Tanene, dont la grande sœur et les petits enfants ont été contaminés : « *J'ai fermé mon téléphone, car je n'en peux plus. Depuis qu'on a déclaré Ebola ici, on n'a fait que nous appeler. On est même embrouillé comme ça. Mais j'ai fermé le téléphone, et je me remets à Dieu maintenant* ».

Ebola est apparue en Guinée dans un contexte d'interdépendance entre le milieu urbain et le milieu rural, caractérisé par une forte mobilité des populations qui circulent sans cesse entre les villages et les principales villes du pays. Certes, les paysans demeurent plus dépendants du milieu urbain, dans la mesure où ils sont souvent contraints de se rendre en ville afin d'accéder à certains services et biens, que ce soit au niveau de la santé ou de l'instruction.

L'insuffisance des infrastructures scolaires, surtout au niveau secondaire, et l'inexistence des centres de formation professionnelle et des ateliers d'apprentissage amènent effectivement plusieurs jeunes à venir poursuivre leurs études ou apprendre un métier. Pendant les vacances, ils retournent dans leurs villages pour aider les parents dans les travaux champêtres dans le cadre du travail familial. Or, ils ne sont pas les seuls à naviguer entre la ville et la campagne : beaucoup de citadins ayant des bas salaires ou des emplois précaires en ville sont aussi dépendants du milieu rural, dans la mesure où ils sont contraints de pratiquer l'agriculture pendant la saison des pluies dans leurs villages. Il y a également des femmes de la ville impliquées dans les activités de commerce, notamment les vendeuses de poissons, de riz et d'huile de palme, qui naviguent sans cesse entre les deux zones géographiques.

Enfin, il faut noter que le phénomène de fosterage des enfants issus de milieu rural en ville entraîne une forte mobilité géographique des habitants de la campagne vers les villes. Bref, la très forte mobilité des populations guinéennes entre les deux milieux se nourrit des solidarités familiales et communautaires, de l'interdépendance économique et de l'insuffisance d'infrastructures scolaires et sanitaires en milieu rural. Dans cette perspective, comme l'a déjà souligné Pelissier (2000), les habitants des villes africaines pourraient avoir un statut hybride, à la fois citadin et villageois, car ils sont inscrits dans des réseaux socio- économiques reliant la ville à la campagne. Cette interdépendance a rendu difficiles la circonscription de l'épidémie d'Ebola et le suivi des contacts, qui se déplaçaient sans cesse entre les deux milieux, sans oublier les rumeurs des ressortissants des villages où il y a eu des cas d'Ebola, qui ont largement contribué à alimenter les réticences et les violences contre la Riposte. La très grande diffusion de certains biens nouveaux, notamment les taxi-motos et les téléphones portables, a beaucoup favorisé la circulation de personnes, des informations et des rumeurs, en contribuant à la propagation de l'épidémie à travers le transport des malades, mais aussi à la diffusion des messages de désinformation et de réticence par des appels ou des messages téléphoniques.

Cette complexité des relations d'interdépendance entre ville et campagne a été prise en compte tardivement et insuffisamment par la Riposte, qui a géré ses interventions en milieu rural en référant à la stratification sociale à l'intérieur de la communauté villageoise, utilisée pour mettre en place une communication verticale, allant des autorités politiques et morales vers la population. On a ignoré, pendant longtemps, que la communauté villageoise n'est pas seulement constituée par les individus présents sur place, mais que ses frontières sont mouvantes et peu définies. Comme on l'expliquera plus loin, en parlant des causes politiques de la réticence, cette même communication souffrait aussi du manque de crédibilité des autorités locales, qui constituaient les interlocuteurs privilégiés des opérateurs de la Riposte.

2.6. L'impact des préjugés ethniques guinéens sur la Riposte

Les préjugés ethniques dont sont porteurs les acteurs guinéens de la Riposte ont eu un impact négatif sur leurs actions de lutte contre l'épidémie. Avant d'analyser ces préjugés, il est important de rappeler que l'ethnocentrisme est une attitude anthropologique, donc partagée par tous les hommes, qui consiste à juger les autres à partir des normes et des valeurs de son groupe d'appartenance, érigées en référence, au point d'en tirer un sentiment de supériorité. Comme le disait Claude Rivière (1971) en Guinée tout le monde sait se classer ethniquement. On peut compter, en Guinée, près d'une trentaine d'ethnies, mais suite à des processus d'assimilation et de brassage et pour des raisons politiques, nous pouvons distinguer quatre groupes ethniques principaux, repartis dans les quatre régions naturelles. Les ethnies minoritaires s'intègrent dans les groupes majoritaires pour revendiquer leur identité ou défendre leurs intérêts. Chacun des quatre grands groupes ethniques (Soussou, Malinké, Peul, Forestiers) a des préjugés et des stéréotypes sur les autres ethnies. Or, les discours à propos d'une ethnie ou d'une autre varient selon le contexte d'énonciation. Par exemple, lorsque l'on veut critiquer le comportement ostentatoire et le côté bon vivant des Soussou, qui les amène parfois à gaspiller, on les compare souvent aux

Peul discrets, humbles et économes. Mais lorsque les Guinéens membres des autres ethnies veulent critiquer les Peul, ils se réfèrent aux mêmes jugements pour les qualifier d'opportunistes et de sournois. Ces préjugés influencent profondément les relations interethniques, caractérisées par la méfiance, la rivalité, les conflits latents et ouverts. (Somparé 2009 : 112). Il y a lieu de souligner aussi que de tels préjugés ont été créés ou renforcés par la colonisation. Comme l'explique Sow (1989), les colonisateurs ont porté sur les ethnies africaines des jugements largement dépendants de leurs relations avec l'administration coloniale. Les Peul guinéens, par exemple, ont fait l'objet d'opinions ambivalentes : tantôt considérés par les Européens comme une race intermédiaire entre les Européens et les Africains, dotée d'une supériorité morale et intellectuelle par rapport aux autres ethnies, tantôt critiqués pour leur duplicité et propension à mentir lorsqu'ils refusaient de payer les impôts.

Nous avons constaté que dans les villages de Forecariah, de Dubreka et dans certains quartiers de Conakry, lors des réunions, que plusieurs acteurs de la Riposte avaient des préjugés sur les populations soussou. Ils les désignaient comme des populations qui mentent, qui ne respectent pas les engagements, qui manquent de sincérité ou qui sont même hypocrites, en particulier lorsque les femmes affichaient avec des danses et des chants leur adhésion aux actions de la Riposte, qu'elles ne partageaient pas en réalité. En Guinée Maritime les opérateurs de la Riposte étaient choqués de voir les populations, en majorité soussou, ne pas respecter les engagements qu'ils avaient tenus. Par exemple des sages, qui avaient pourtant garanti leur adhésion, déclaraient avoir « oublié » de respecter les mesures nécessaires pour l'enterrement d'un défunt, ou d'alerter par rapport à un cas de maladie. Cela était interprété comme un manque de « honte », une valeur fondamentale dans l'éducation des hommes libres, en particulier des strates supérieures en opposition avec les esclaves qui, par peur du maître, peuvent être amenés à mentir. Il était donc particulièrement choquant de voir de personnes âgées en train de mentir, puis de s'excuser par rapport à des « erreurs » présentées comme des oublis, mais traduisant en réalité une résistance silencieuse. Comme l'a dit un jour un jeune de la Croix-Rouge, appartenant à l'ethnie Conyanké, énervé par rapport à la conduite d'un vieux sage : « Lui, *il ne fait que s'excuser. Finalement, s'excuser tout le temps, ça veut dire ne pas avoir honte* ». C'est dans le même ordre d'idée que le Coordinateur s'est exclamé un jour, à Dubreka : « *Eh, les sages de Forecariah, ils se sont engagés à respecter nos consignes, on a organisé des prières ensemble, mais ils ont continué à enterrer clandestinement la nuit. Il a fallu l'apport d'un jeune ressortissant pour nous montrer tout ça !* »

Ensuite, à l'occasion des micro-cerclages ou des quarantaines, lors de la distribution des vivres et de l'argent de la dépense, le fait que les populations avaient tendance à demander davantage avec enthousiasme était interprété comme le comportement typique des populations soussou. Les opérateurs originaires du Fouta et de la Haute Guinée ou de la Guinée Forestière opposaient sans cesse les conduites de leurs communautés aux comportements des populations soussou, stigmatisés comme des gens qui n'aiment pas travailler. L'un des responsables s'est exclamé par exemple, face aux demandes croissantes des populations de la Guinée Maritime : « *Ah, nos parents soussous aiment trop l'assistanat !* »

Ce comportement s'enracine dans l'histoire politique de la Guinée. À force d'avoir soutenu les régimes successifs de Sékou Touré et Lansana Conté, les Soussou ont été stigmatisés comme des populations prêtes à échanger leur soutien politique contre des denrées alimentaires, par exemple des sacs de riz, ce qui s'est passé aussi pendant la dernière campagne présidentielle d'Alpha Condé[7]. En même temps, ces populations n'ont jamais tiré de véritables avantages financiers de ce soutien : ils demeurent l'un des groupes ethniques les plus pauvres de Guinée, d'où les préjugés sur leur gourmandise, leur tendance à dépenser, leur incapacité d'investir ou d'épargner. De plus, lorsque les Soussou obtenaient certaines faveurs de la part des opérateurs de la Riposte, comme l'achat de cartes de recharges, mais ne collaboraient pas pour autant, ils étaient targués d'ingrats.

Ces discours teintés de préjugés se retrouvent dans tous les aspects de la vie sociale, par exemple à l'école ou dans le monde du travail. Ici, ils ont particulièrement visé les Soussou car la crise sanitaire et les résistances qui en résultent ont plus persisté en Guinée Maritime. Je suis convaincu que, si Ebola avait frappé le Fouta, nous aurions assisté à des commentaires sur les caractéristiques des Peul teintés d'autres préjugés à caractère ethnique. En ce qui concerne la Forêt, où l'épidémie est apparue, les forestiers ont été stigmatisés et rendus responsables par l'épidémie. Dans ce cas, nous n'avons pas recueilli des propos teintés des préjugés de la part des opérateurs, mais plutôt auprès des populations de la Guinée Maritime et de la ville de Conakry sans distinction ethnique. Ces derniers imputaient aux habitants de la Forêt et à leurs

---

[7] Pendant les dernières élections présidentielles, où s'affrontaient deux partis à base ethnique, respectivement peul et malinké, les Soussou ont été soupçonnés par les Peul de s'être ralliés aux malinkés grâce à la corruption, car on leur a donné des sacs de riz. Après l'élection du Président malinké Sékou Touré, les jeunes soussous taquinaient les Peul en leur disant « Nde honokhi ? » (Qui est fâché ?), et les peul leur répondaient « Ndé mondokhi ? (Qui a mangé les restes ?). En réalité, il y a plusieurs facteurs, que nous ne pouvons pas approfondir ici, qui ont contribué à rapprocher Alpha Condé des Soussous.

habitudes alimentaires l'arrivée d'Ebola dans la capitale. Ainsi, des gens nous ont conseillé de ne pas serrer la main aux Forestiers et d'éviter certaines gares routières, où arrivent les autocars en provenance de ces zones. Les Forestiers ont été stigmatisés comme des gens « qui mangent tout », qui n'ont pas de goûts raffinés, mais qui se nourrissent d'espèces animales, telles que les singes, que les autres n'oseraient manger. A l'occasion des affrontements de Womey, la violence dont les habitants de ce village ont fait preuve a été interprétée par certains comme le résultat de leur manque d'adhésion aux religions révélées, porteuses de certaines valeurs morales : à cause de leur enclavement et de leur attachement à leurs traditions, les populations de la Foret sont peu islamisées et peu christianisées, mais demeurent plus fidèles aux religions traditionnelles africaines.

La lutte contre Ebola constitue donc une entrée pertinente pour étudier les relations interethniques en Guinée. Notre objectif est surtout de montrer comment ces préjugés ont entravé l'action des opérateurs de la Riposte, en rendant leurs relations avec les populations locales plus difficiles. Les opérateurs étaient souvent énervés par les comportements des populations, qu'ils interprétaient à travers le prisme de l'ethnicité. Cela les amenait parfois à avoir des comportements alarmistes qui consistaient à appeler la police face aux résistances, dans la conviction que toute communication serait impossible. Ainsi, les préjugés ethniques empêchaient une bonne compréhension des raisons véritables des comportements des populations, qui s'étaient placées, comme à la période coloniale, dans une posture de refus silencieux, de guerre non déclarée, où les « gens d'Ebola » étaient des ennemis à combattre à travers la ruse et la cachotterie. Pour citer un autre exemple, en Guinée Maritime l'attitude des jeunes qui refusaient d'obéir aux consignes des sages était souvent qualifiée d'impolitesse et attribuée au caractère des jeunes soussou. Or, ce préjugé ethnique empêchait de comprendre que les autorités politiques et morales de cette région étaient de plus en plus délégitimées, pour des raisons complexes renvoyant, comme on le verra plus tard, à l'histoire politique de la Guinée.

2.7. Les CVV et les CVQ : entre les « gens d'Ebola » et le « communautés », ou le marteau et l'enclume

Pour favoriser l'adhésion des communautés à la Riposte, on a recruté des membres des Comités Villageois de Veille (CVV) et des CVQ (Comités de Veille de Quartier), qui recevaient une prime. Ces Comités ont souvent été critiqués par les acteurs de la Riposte, qui soulignaient leur manque de formation et de collaboration sincère. Il y avait à Conakry des CVQ qui réclamaient violemment leur prime, sans pour autant jouer réellement leur rôle dans la surveillance communautaire. Ces Comités ont aussi essuyé beaucoup de menaces, d'insultes et de tentatives de lynchage au sein de leur communauté. Même s'il y avait sûrement des défaillances dans les comportements des CVV et des CVQ, leurs difficultés résidaient surtout dans leur position structurelle très délicate entre la Riposte et les populations. Pour la Riposte, les Comités étaient des acteurs peu actifs et souvent complices des stratégies de réticence silencieuse ; pour les populations, ils étaient des traîtres, prêts à dénoncer leurs amis et parents pour les livrer, en échange d'une prime, à des agents soupçonnés de vouloir les tuer. Leur situation était aggravée par le fait que, selon des rumeurs, ils percevaient de l'argent pour chaque « alerte », perçue plutôt comme une dénonciation.

En fait, les CVV étaient tiraillés entre les valeurs sociales et la conscience collective de leurs communautés, dont ils étaient porteurs, et les exigences ou les contraintes des rôles pour lesquels ils étaient payés. D'une part, ils devaient appliquer les consignes et les principes de la démarche rationnelle de la santé publique visant à éradiquer l'épidémie. D'autre part, l'application de ces consignes se heurtait aux réticences et résistances de leurs communautés, parce qu'elles étaient perçues comme des transgressions des coutumes et des principes religieux de l'islam, auxquels les membres des Comités eux-mêmes avaient été socialisés depuis leur enfance. En subissant les pressions des deux parties, qui relevaient de logiques différentes et concurrentes, les CVV se retrouvaient souvent « entre le marteau et l'enclume » comme ils le répétaient eux-mêmes. En collaborant avec les institutions et les acteurs de la Riposte, ils étaient considérés par les populations comme des déviants ; dont la transgression des règles de la société correspond à une blessure de la conscience collective. Il s'agit d'un acte qui suscite l'indignation et que les membres de la communauté tentent de réparer en sanctionnant sévèrement les fautifs déviants. Dans ce cas, en accomplissant leur mission dans un contexte de réticences et de résistances, les membres des CVV s'exposaient à des représailles sévères et violentes de la part des membres des communautés. Ils étaient désormais considérés comme des individus qui avaient essayé de se soustraire aux règles de leurs propres communautés en se mettant, du même coup, en dehors d'elles. Pris au piège dans le rapport d'altérité entre les « gens d'Ebola » et les « communautés », ils se sont trouvés dans la position la plus difficile et ambiguë, justement à cause de leur appartenance aux deux camps en même temps. C'est pourquoi, surtout en milieu rural, les CVV se sont souvent ralliés à la résistance silencieuse, en faisant semblant de travailler pour la Riposte, mais en transgressant, en réalité, les mesures de la santé publique. C'est pourquoi les opérateurs de la Riposte ont été désagréablement surpris de constater qu'il y a eu des cas d'Ebola dans des villages où il y avait des CVV, tel que le village de Dembaya, dans la sous-préfecture de Tanene. Comme nous l'avions souligné dans nos rapports pendant l'épidémie, de telles attitudes sont révélatrices d'une défaillance dans leur formation. S'ils ont compris les aspects pratiques de leur travail, les CVV n'ont pas intériorisé la déontologie et le savoir-être liés à leur nouvelle activité professionnelle. Ils n'ont pas vraiment réalisé l'ampleur de leur responsabilité, en comprenant que leurs défaillances pourraient constituer un danger pour la santé publique de tout un village. La formation des CVV n'a pas mis en lumière non plus les aspects juridiques de leur tâche, en les amenant à comprendre qu'ils pourraient s'exposer à des sanctions pénales. Il faut cependant constater que leur courte formation professionnelle était inspirée à une déontologie en porte-à-faux avec les normes et les valeurs intériorisées tout au long de leur enfance, au cours de leur socialisation primaire au sein de la famille et dans le cadre de l'école coranique. Il n'est pas étonnant que, pris entre le marteau et l'enclume, attirés par la volonté de gagner de l'argent mais aussi craintifs des réactions de leurs parents et voisins, la plupart des membres des CVV aient finalement choisi de respecter les valeurs du milieu où ils baignaient depuis toujours. Il faut souligner aussi que les CVV souffraient aussi d'un manque de légitimité et des contestations de la part de la population, car ils étaient presque toujours recrutés dans l'entourage des chefs de quartier et de districts, dans un contexte de népotisme et de corruption.

Troisième chapitre : les rumeurs et l'énigme de la réticence du village de Tana

L'un des problèmes qui ont compliqué les interactions entre les populations et les opérateurs de la Riposte a été la diffusion des rumeurs, qui ont contribué à entretenir la réticence, malgré les ravages de l'épidémie. Leur persistance et influence sur les populations s'expliquent par le fait que ces rumeurs se sont appuyées sur des argumentaires cohérents et solides. Comme on le dit en langue soussou, « wulé khabui manè », (le mensonge se forge). Cette expression soussou montre la solidité du mensonge, qui est fabriqué de toutes pièces, comme un objet qu'on doit forger. Ces argumentaires étaient utilisés dans des discours très rodés, à l'aide d'une rhétorique convaincante, de telle sorte qu'ils avaient gagné rapidement du terrain, plus que les messages officiels et scientifiques de sensibilisation de la Riposte. Or, l'un des problèmes de la stratégie de communication a été le fait d'ignorer ou, du moins, négliger ces rumeurs, auxquelles on n'a pas apporté des réponses ciblées. D'ailleurs, l'un des apports des sociologues était d'amener les communicateurs à construire et à adapter des messages aux différentes couches sociales, en évitant ainsi de proposer les mêmes messages à tout le monde. C'est comme si ces rumeurs constituaient un mur qui faisait barrage à la diffusion des messages, qu'il fallait déconstruire ou alors démolir. L'un des combats des sociologues a été d'amener les communicateurs à s'inscrire dans cette démarche, au lieu de continuer à diffuser les mêmes messages, comme si la population guinéenne était homogène, alors que les argumentaires et leur influence variaient selon les caractéristiques sociologiques des individus. À Dubreka, nous avons eu du mal à amener les communicateurs de la mobilisation sociale, relevant de CDC, UNICEF et des ONG locales, à adhérer à cette vision. Ces difficultés ont persisté malgré des soutiens institutionnels, c'est-à-dire les recommandations et les encouragements de Dr Fodé Keita, le directeur préfectoral de la santé et le coordinateur de la Riposte de cette localité, et les efforts de Madame Ghislene Moussouamy, coordinatrice de la Mobilisation Sociale OMS à Dubreka. Les conseils des sociologues pour élaborer des messages ayant un caractère dynamique et flexible se heurtaient à la logique des communicateurs, qui transmettaient des messages figés, redondants, avec l'objectif quantitatif de toucher le maximum d'individus à travers les stratégies de porte-à-porte. D'ailleurs, suite à nos remarques lors d'une réunion, un médecin épidémiologiste congolais avait résumé le sens de notre intervention par une formule efficace : « Le communicateur n'est pas un facteur », qui se limiterait à livrer un message préconçu[8]. Cela nous a amené à sortir de notre posture habituelle de neutralité pour proposer des contenus des messages à l'intention des populations, visant à déconstruire les rumeurs et à sensibiliser.

3.1. Les argumentaires de la réticence

Nous avons donc d'abord cherché à identifier les différents argumentaires sur lesquels s'appuyaient les rumeurs, tout en tentant de les déconstruire. Nous avons déjà évoqué les

---

[8] La nécessité d'adapter les messages a été reconnue, du moins théoriquement, au sein de certaines organisations impliquées dans la lutte contre Ebola. Dans son travail de terrain au siège de Médecins sans Frontières en Belgique, Marine Decaillet (2015) a constaté que les médecins de retour de Guinée, Libéria et Sierra Leone étaient convaincus de l'importance de diversifier les messages selon les populations ciblées pour une meilleure gestion des rumeurs.

deux argumentaires principaux mobilisés pour justifier les réticences et qui ont été à l'origine de toutes les rumeurs : l'idée d'Ebola business et le soupçon, visant le Président, d'exploiter cette situation pour s'enrichir et se maintenir au pouvoir. (Voir titre 1.4.). Ces argumentaires ont été à la source de toutes sortes de rumeurs que les gens ont fabriquées de toutes pièces : par exemple, la persistance de l'épidémie en Guinée Maritime a été expliquée par l'existence du port de Conakry, centre de tous les échanges commerciaux et donc lieu, par excellence, des profits relatifs à l'aide étrangère et à Ebola business.

Nous allons maintenant approfondir deux autres argumentaires qui peuvent expliquer les réactions des populations locales.

3.1.1. L'argumentaire religieux et nostalgique du passé.

Cet argumentaire a été forgé et entretenu par les individus les plus religieux et les personnes âgées. Ces interviewés, mécontents des comportements de déviance dans notre société, notamment le vol, la consommation d'alcool et la prostitution, ont profité de l'épidémie pour sensibiliser, en la considérant comme une sanction divine. Selon eux, Ebola serait une maladie de la fin du monde. Elle serait venue pour rappeler le pouvoir de Dieu et annoncer la fin du monde tout en avertissant les mécréants. Selon les personnes qui mobilisaient cet argumentaire, qui étaient souvent âgées, la punition divine interviendrait aussi pour sanctionner une dégradation des mœurs par rapport au passé. Le passé est idéalisé comme une époque où il y avait plus de solidarité et de confiance réciproque, moins de vols et de rivalité. Ebola, comme d'autres maladies, serait alors un signe du mécontentement de Dieu par rapport à la situation actuelle. Cet argumentaire est bien illustré par les propos d'un vieillard que nous avons rencontré en février 2015 :

« *Moi, ce qui me frappe et me préoccupe, c'est la fréquence des maladies et de mauvaises choses maintenant. Regardez où je suis établi : j'ai été l'un des premiers habitants ici. Depuis l'époque coloniale, je me suis retrouvé ici en travaillant dans les plantations, situées à une vingtaine de kilomètres, qu'on parcourait à pied sans problème. À cette époque, on partait régulièrement à Conakry, située à 36 km d'ici, pour régler des problèmes administratifs ou se soigner à l'hôpital et on revenait à pied le même jour. On partait même à pied au Fouta, même si on devait mettre plusieurs jours, mais nous étions toujours solides. De la même manière, avant il n'y avait pas de vol. Regardez ma cour, ici, il suffit juste d'oublier un petit objet ce soir et le lendemain on ne va plus le retrouver ici, ils vont le voler. Or, avant, on ne connaissait pas ça ici. On laissait tout dehors et on le retrouvait le lendemain. Les uns ne se méfiaient pas des autres, comme on le voit maintenant. C'est pourquoi, si on a toutes ces maladies, telles qu'Ebola, et les gens sont de plus en plus fragiles, il faut qu'on réfléchisse un peu. Nous avons abandonné nos anciennes habitudes que Dieu aimait. C'est pourquoi il faut prier encore pour que Dieu nous sauve et revoir nos comportements* ».

Cet argumentaire n'est pas spécifique à l'épidémie d'Ebola ou au contexte africain : les épidémies ont souvent l'occasion pour exprimer des souhaits de moralisation de la société. Pensons par exemple à l'épidémie du sida, où l'Église catholique a profité de cette maladie pour réitérer ses exhortations à une sexualité limitée dans le cadre du mariage, en encourageant l'abstinence pré-matrimoniale et la fidélité conjugale. C'était donc l'occasion pour réactualiser des valeurs catholiques en crise, dans un contexte où la maladie a amplifié des sentiments de culpabilité et d'anxiété suite à la révolution sexuelle des années '60 et '70. (Paillard 1994 : 29)

Cet argumentaire s'appuie également sur certaines incohérences des stratégies de Riposte. Les personnes qui mobilisaient cet argumentaire se référaient au Coran en disant que toute maladie, selon la parole de Dieu, a un remède. Ensuite, ils disaient que seul Dieu peut décréter la fin d'une maladie, contrairement au slogan « 60 jours pour éradiquer Ebola » du Président Alpha Condé.

3.1.2. L'argumentaire « scientifique », reposant sur les faibles connaissances et les incertitudes à propos de l'épidémie

Ebola étant une maladie peu connue en Guinée, sa propagation a suscité beaucoup d'interrogations, auxquelles la Riposte n'a pas su apporter des réponses. Son apparition même est une énigme : comment une maladie typique de l'Afrique centrale s'est-elle retrouvée en Guinée ? On a expliqué que le premier malade, un enfant de deux ans, aurait mangé une papaye mordue par une chauve-souris contaminée, dans le village de Melandou, en Guinée forestière. Or, dans le même village, l'arbre sur lequel se posaient les chauves-souris avait été brûlé, en tuant beaucoup de ces animaux qui, selon le témoignage d'un instituteur, ont été mangés par la population sans que cela ne tue personne. Beaucoup de gens, en Guinée forestière ont continué à manger les chauves-souris et la viande de brousse sans être infectés, ce qui a alimenté le mystère. Du coup, pendant notre entretien collectif avec les rescapés d'Ebola à Melandou, en février 2015, certaines personnes se sont demandé si les chauves-souris étaient vraiment les vecteurs de l'épidémie, si celle-ci était naturelle, ou plutôt le fruit d'une contamination délibérée ou d'une expérimentation ratée.

On s'est demandé aussi pourquoi, au sein d'une famille, certains individus étaient contaminés alors que d'autres ne l'étaient pas. Tel est le cas, d'ailleurs, de la première famille touchée à Melandou, où l'épidémie avait tué tout le monde, en ne laissant que la vieille grand-mère infirme et sa petite fille. On s'est interrogé sur l'absence de cas de contamination dans les espaces publics, les écoles et les marchés, où les gens sont censés être très proches, en contestant du même coup les mesures qui prévoyaient la fermeture des lieux publics. Cet argumentaire ne prenait pas en compte, cependant, le fait que la fièvre d'Ebola n'est contagieuse que dans sa phase terminale, où le malade ne se peut plus de déplacer. Par contre, un malade qui ne manifeste pas encore les symptômes ne peut pas encore contaminer les autres. La plupart des contagions ont donc eu lieu dans les familles, entre le malade et des personnes qui s'occupaient de lui, partageaient la même chambre ou lui rendaient visite.

De plus, lorsque l'on hospitalisait quelqu'un à cause d'Ebola, et que les tests révélaient qu'il s'agissait en réalité d'une autre maladie, on prenait ces résultats comme une preuve du fait qu'Ebola n'existait pas. On disait que la Riposte se trompait, en envoyant à l'hôpital des gens qui n'étaient pas malades, pour les exposer à l'épidémie. D'ailleurs, sans connaître les conséquences de cette mesure au sein des communautés, l'un des médecins français du CTE de Forecariah avait essayé de remettre en cause les critères de définitions des cas suspects d'Ebola, en fin mai 2015. Dans son établissement, où il n'y avait pas assez de places et les médecins étaient débordés, les deux tiers des suspects n'étaient pas contaminés.

Cet argumentaire était en général mobilisé par les personnes instruites, comme les lycéens, qui avaient des notions sur les modalités de propagation des maladies. Il s'appuyait aussi sur certaines informations véhiculées par les campagnes de sensibilisation, qui avaient tendance à exagérer la rapidité de la propagation, comme l'a souligné un lycéen de la préfecture de Dubreka, qui fréquentait la classe de terminale, option Sciences Expérimentales : « Si la maladie progressait vraiment si vite, la Guinée devrait enregistrer deux ou trois fois plus de cas que maintenant » De la même manière, l'information initiale, selon laquelle la maladie n'avait pas de remède, a été démentie par les nombreuses guérisons. Les gens ont aussi questionné le fait qu'Ebola se soit répandue surtout en Guinée

Maritime et en Guinée Forestière, en touchant à peine la Haute Guinée, où elle n'a pas duré longtemps. Quant à la Moyenne Guinée, la seule ville légèrement touchée (Télimélé), a pu éradiquer l'épidémie en un temps record. Beaucoup d'explications, plus ou moins fantaisistes, ont surgi pour expliquer ces faits : entre autres la proximité du port de Conakry, que nous avons déjà évoquée, où le fait que la Moyenne Guinée, habitée par les Peul, soit le fief de l'opposition, que le Président aurait peur de déranger.

Cet argumentaire se nourrissait donc des faibles connaissances, des tâtonnements, des incertitudes qui ont entouré cette maladie. Il mettait en exergue, avec des arguments scientifiques ou savants, les erreurs et les incohérences des messages de sensibilisation. Les personnes qui soutenaient cet argumentaire s'appuyaient parfois sur des propos négationnistes ou des théories du complot qu'ils recueillaient sur Internet. Tel est le cas d'un jeune dentiste du quartier de Yimbaya qui, en février 2015, nous a montré des pages, tirées de l'Internet, selon lesquelles Ebola ne serait pas une maladie naturelle, mais fabriquée. Ce jeune homme, qui recevait ses patients dans son salon, contestait ainsi l'idée selon laquelle il fallait fermer les cliniques privées et arrêter les consultations au domicile des médecins : il utilisait donc ces argumentaires pour défendre ses intérêts.

3.2. Les modalités de diffusion des rumeurs

3.2.1. Les rumeurs en Guinée : un aperçu historique

Pour mieux comprendre l'ampleur et la persistance de ces rumeurs, il est nécessaire de faire un court rappel historique sur la diffusion des informations et des rumeurs en Guinée. La Guinée a toujours été un pays de rumeurs. En effet, dès l'indépendance de la Guinée en 1958 jusqu'en 1984, suite à la fin du premier régime, qui coïncide avec la mort du Premier Président Sékou Touré, toutes les informations officielles de ce pays étaient diffusées par une seule radio, un seul journal de la presse écrite et une seule chaîne de télévision, dont la Guinée s'est dotée seulement en 1977. Toutes les publications qui se voulaient scientifiques en sciences sociales étaient effectuées dans le cadre du Parti, dont le principal auteur était le président autodidacte Ahmed Sékou Touré. Toutes les informations étaient diffusées par ces médias gouvernementaux, donc toute opinion contradictoire ou différente était violemment réprimée. Même les programmes scolaires et universitaires en Sciences sociales étaient largement influencés par le projet révolutionnaire du Président e l'idéologie du parti unique PDG (Parti Démocratique de Guinée)

Dans ce contexte, les organes de presse n'étaient que des moyens de diffusion des activités et des projets du gouvernement, donc de propagande. Or, la Guinée était aussi un pays de vrais ou de faux complots contre ce régime : pendant la présidence de Sékou Touré, on peut compter une vingtaine de complots déjoués, vrais ou inventés. A. I. Kaké, dans son livre *Le héros et le tyran*, explique que s'il y a eu de vraies tentatives de coups d'Etat, la plupart de ces complots étaient fabriqués de toutes pièces pour affaiblir les opposants. Aujourd'hui, il y a plusieurs mémoires de l'histoire politique de la Guinée, qui varient selon les appartenances ethniques et les affiliations politiques, qui ont les mêmes bases ethniques. Ainsi, pour les anciens opposants et pour beaucoup de membres de l'ethnie peul, particulièrement stigmatisée pendant le régime, Sékou Touré n'est qu'un bourreau, alors que pour la majorité des Malinké, et d'autres Guinéens nostalgiques de son régime, il apparaît comme un héros. La situation de complot permanent dénoncée par Sékou Touré a alimenté un foisonnement de fausses accusations et de rumeurs. Par exemple, dans les années '70, la ministre de Sékou Touré, Loffo Camara, qui était une femme très cultivée ayant fait des études à l'étranger, était soupçonnée de cacher dans ses coiffures élaborées et sous ses foulards des balles à donner aux mercenaires. Un autre ministre, le capitaine Kabasan Keita, qui avait été l'un des gouverneurs les plus populaires de la région de Boké avant de devenir ministre, avait été accusé, selon les rumeurs, d'avoir détourné les fonds pour goudronner la route entre Boké et Conakry et de préparer un complot contre le Président[9]. Les accusations du gouvernement étaient reprises, amplifiées et déformées par les gens, selon leur niveau d'étude et leur capacité à interpréter l'actualité. Comme ironie du sort, le régime de Sékou Touré s'est terminé avec la mort brutale du Président, dans des circonstances qui ont créé des rumeurs persistant encore en Guinée, selon lesquelles Sékou Touré aurait été empoisonné suite à sa rencontre avec le président Kadhafi en Egypte, dans un contexte de grande tension entre les deux leaders. Le déroulement de ses obsèques, organisées essentiellement par le Maroc et présidées par le prince héritier, a aussi donné lieu à des rumeurs, selon lesquelles le Président ne serait pas enterré

[9] Parmi les rumeurs autour des complots, l'un des plus articulées et complexes, qui persiste dans la mémoire collective des habitants, concerne la mort mystérieuse d'un coopérant allemand en poste dans un grand centre de formation dans la ville de Kankan. Soupçonné d'être un espion à la solde des puissances impérialistes, ce coopérant avait échappé deux fois à l'arrestation de la milice nationale en avalant un comprimé mystérieux, capable de le faire tomber dans le coma : à ces deux occasions, il avait été rapatrié en Allemagne, mais il était toujours revenu en Guinée. Après avoir su que le Président en personne s'apprêtait à venir l'arrêter, alors qu'il préparait une attaque armée contre lui, le coopérant eut recours au même stratagème, en simulant sa mort à l'aide du même comprimé. Cette fois-ci, le Président refusa de rapatrier le corps ; il l'enterra vivant dans un cimetière de Conakry, où le tombeau fut surveillé pendant un mois par les forces de la milice. On dit que les deux grandes horloges du centre de formation de Kankan se sont arrêtées à l'heure même de l'arrestation du coopérant et que, malgré toutes les tentatives, ils n'ont jamais pu être réparés, ce qui témoigne du caractère extraordinaire et presque magique de ce personnage.

en Guinée, mais en Arabie Saoudite. C'était le fait de disposer d'une seule source d'information, idéologique et progouvernementale et le manque de transparence qui ont alimenté toutes ces rumeurs et ces spéculations. Ainsi, la rumeur apparaît comme l'expression d'un contre-pouvoir, comme un discours qui se construit en dehors et en opposition avec le discours officiel, dont on se méfie.

Suite à l'avènement du régime militaire et libéral de la deuxième République du Général Lansana Conté, qui a favorisé la liberté d'expression, dès le début des années '90, nous assistons à la création de plusieurs journaux et magazines, qui soutiennent ou critiquent les actions gouvernementales en fonction de leur affiliation politique. Un journal satirique proche de l'Opposition, le Lynx, se distingue nettement des autres, en critiquant et en caricaturant même le Président, surnommé « Fory Coco » (vieux attardé). L'habitude du Président de limoger contre toute attente des ministres sans fournir de justification a alimenté des rumeurs, véhiculées par les journaux, qui cherchaient à comprendre les raisons des nominations et des limogeages inattendus. Les rumeurs sont donc entretenues, même de nos jours, par un manque de transparence relatif aux actions du gouvernement et par des défaillances dans l'action politique. Par exemple, tout récemment, au printemps 2017, les populations de Boké se sont insurgées car des entreprises chinoises, théoriquement venues prélever des « échantillons » de bauxite, emporteraient en réalité sur leurs bateaux plusieurs tonnes de terre par jour. Cette concession minière a été négociée dans des termes dont les populations de Boké ne sont pas au courant. Il manque donc, malgré l'adhésion de la Guinée au multipartisme et l'organisation régulière des élections, l'application d'un véritable principe d'accountability. Ce terme anglais, intraduisible en français, définit la responsabilité des gouvernants envers les gouvernés : il prévoit que ceux qui gèrent l'Etat rendent compte de leurs actions aux populations desquelles ils ont reçu le mandat. Il s'agit donc d'une caractéristique essentielle de la vie démocratique, qui prévoit l'instauration d'un dialogue et d'une communication politique transparente, pour que les populations soient informées des actions du gouvernement, pour qu'elles puissent les soutenir, les critiquer ou même mettre en œuvre des actions pour les sanctionner. Lorsque le fait de rendre compte de ses actions n'est pas ressenti comme une obligation, la communication politique devient opaque et le flou qui entoure les actions du gouvernement devient un terreau fertile pour toutes sortes de conjectures et de rumeurs. Le fait que les technocrates au pouvoir aient recours à des discours trop techniques et hermétiques, presque inaccessibles pour les populations, pour justifier leurs défaillances ou simplement la mauvaise gouvernance, et que ces propos s'avèrent faux, a contribué à discréditer le discours scientifique, comme on l'a vu pendant l'épidémie d'Ebola. Par exemple, en Guinée, des raisons purement techniques sont souvent avancées par certains responsables, pour expliquer les problèmes d'adduction d'eau ou d'électricité, en occultant ainsi les problèmes financiers à la base de telles difficultés. En 2017, dans la ville de Boké, suite aux émeutes des jeunes réclamant le courant, au lieu de dire que les groupes électrogènes n'avaient pas été alimentés en carburant, un haut cadre technocrate avait fourni des explications, de manière peu convaincante et très discutable sur le mauvais fonctionnement des moteurs. Il avait ainsi évoqué un problème technique qui exonérait les autorités de leurs responsabilités. D'où le discrédit sur le discours scientifique.

Dans le contexte guinéen, de tels épisodes contribuent à entretenir la méfiance des populations guinéennes envers les élites politiques et intellectuelles, dont nous allons parler dans le cinquième chapitre.

3.2.2. Le rôle des radios et de l'Internet dans la diffusion des rumeurs.

À partir des années 2000, nous assistons en Guinée à la création de plusieurs radios privées ou communautaires. Le plus souvent, chaque radio a une ligne éditoriale qui reflète la bipolarisation de la vie politique guinéenne : en suivant souvent des considérations ethniques, certaines sont proches de l'opposition et d'autres de la mouvance gouvernementale. Dans un tel contexte, la plupart des actions du gouvernement font l'objet de critiques et de sabotage de la part des médias de l'opposition ; d'autre part, les radios et les journaux proches du gouvernement tissent sans cesse l'éloge de ses actes, en frôlant le culte de la personnalité du Président. Du coup, l'information est souvent biaisée. L'existence de plusieurs émissions interactives, sans filtre ni censure, où les gens s'expriment avec beaucoup de liberté, ne fait que contribuer à répandre, en Guinée, toutes sortes de rumeurs, tendant à accuser les hommes politiques ou à les déculpabiliser. De nos jours, il y a d'autres radios, notamment Espace FM, que les hommes politiques utilisent pour se justifier ou pour accuser d'autres politiciens. Les auditeurs raffolent de ces émissions qui s'assimilent plus à des conflits interpersonnels entre les acteurs politiques teintés de voyeurisme et de polémique, qu'à des débats d'idées. La corruption amène beaucoup de journalistes à accuser des individus sans preuve vérifiable, à la demande d'autres personnes, contrairement à la démarche du journalisme d'investigation, comme dans le cas du Canard enchaîné en France. Certes, si ces émissions teintées de voyeurisme ont contribué à libérer la parole, elles ne parviennent toujours pas à donner des informations objectives et fiables : du coup, elles contribuent à répandre des rumeurs. Aussi, les auditeurs qui calomnient les personnages publics, en touchant à leur vie privée ou à leur moralité, sont rarement poursuivis en justice. Le fait qu'il soit difficile de distinguer le vrai du faux dans les accusations des uns et la défense des autres constitue un terreau favorable pour la propagation des rumeurs. L'essor de l'Internet ne fait qu'amplifier ces rumeurs, d'autant plus que les auteurs qui écrivent sur les sites Internet guinéens vivent souvent à l'étranger et se sentent plus libres d'exprimer leurs opinions, d'informer et de désinformer sans conséquence. Par exemple, en 2006-2007, lors des émeutes visant le Président Lansana Conté, plusieurs internautes guinéens résidant à l'étranger incitaient leurs compatriotes à se révolter, en se photographiant en tenue militaire et en véhiculant de fausses informations, selon lesquelles la révolte aurait déjà provoqué la chute de plusieurs villes, désormais contrôlées par les insurgés, alors que cela était complètement faux.

L'épidémie d'Ebola est apparue en Guinée dans ce contexte de rumeurs. Du coup, certaines erreurs de communication des professionnels de la santé et des membres du gouvernement ont contribué à répandre des rumeurs. Par exemple, Sidya Touré, un leader politique de l'opposition, en profitant de cette situation d'épidémie pour affaiblir le Président, dira que « comme Alpha Condé dit qu'il va mettre fin à Ebola dans 60 jours, donc il sait comment Ebola est arrivée en Guinée ». De tels propos véhiculaient l'idée que le gouvernement était impliqué dans la propagation de la maladie, en amenant plusieurs populations à refuser d'adhérer aux stratégies de la Riposte. Plusieurs auditeurs, dans les émissions interactives, tenaient des discours de réticences fondés sur des rumeurs. Même un ministre, originaire d'un village de la préfecture de Faranah (Haute Guinée), plus soucieux d'éviter la stigmatisation de son village natal, a déclaré qu'il n'y avait pas d'Ebola dans son village ou en Guinée. Ce n'est que vers la fin de l'épidémie qu'une forme de censure a été introduite pour éviter les propos incitant à la réticence et la résistance. C'est d'ailleurs dans le dessein de contrer ces discours que l'UNICEF a créé, dans certains villages, des radios communautaires qui ne diffusaient que des messages de sensibilisation contre Ebola.

3.2.3. L'accès indirect aux informations et la diffusion des rumeurs

Partout en Guinée, que ce soit dans les villages ou dans les villes, en plus des lieux traditionnels de débats et de diffusion des rumeurs, il y a des endroits où les jeunes se retrouvent autour du thé, du café pour discuter de leurs problèmes, du football et de la politique, dans des groupes appelés « staffs » ou « grains ».

Dans les bars et les cafés, on retrouve souvent des personnes qualifiées qui sont au chômage, mais qui savent influencer l'opinion des autres en mettant en avant leur niveau d'études et leur expérience. Ce sont des intellectuels de quartier, qui jouent un rôle important aussi dans l'orientation de l'opinion politique. Ils sont souvent frustrés ou déçus de ne pas avoir bénéficié de promotion : ils se replient donc sur leur quartier, où ils se présentent comme des médiateurs, qui interprètent les nouvelles pour les autres, les informent et façonnent leurs opinions. Les plus fragiles et désœuvrés risquent ainsi de sombrer dans l'alcoolisme, en utilisant le bar comme un lieu d'étalage des connaissances ou une forme de thérapie pour améliorer l'estime de soi et éviter la dépression. Depuis les élections de 2010, qui ont divisé la Guinée, il y a des cafés où dominent des tendances politiques affichées, qui se recoupent avec les appartenances ethniques communautaires : on y trouve une langue dominante et une forme de pensée unique chez les clients. Dans certains cafés, toutes les actions gouvernementales apparaissent de manière négative, alors que dans d'autres on soutient aveuglément toutes les actions de la Présidence. L'information y est donc déformée en fonction des positionnements politiques et de l'appartenance ethnique.

En plus de ces lieux traditionnels, il y a désormais en Guinée, dans les villes et dans les villages, des staffs et des grains au niveau de chaque secteur. Certains ne regroupent que des jeunes, mais il y a aussi des staffs qui constituent des lieux de convivialité pour les adultes. Dans toutes ces organisations, qui naissent de l'association informelle de quelques individus, mais qui s'instituent progressivement, les membres cotisent pour préparer le thé ou pour assister des amis en difficulté. Les grains sont des lieux où l'information est véhiculée et commentée par les plus instruits, qui ont suivi les actualités dans les émissions ou les journaux. Dans les quartiers périphériques de la capitale, où les gens n'ont pas toujours les moyens de descendre au centre-ville, ce sont les fonctionnaires ou les enseignants, qui se déplacent vers les quartiers centraux, qui ont l'occasion de lire les journaux, de photocopier quelques pages s'ils n'ont pas les moyens de les acheter, de participer aux débats très vivants qui foisonnent dans les bureaux de l'administration guinéenne. Ces individus agissent donc comme des médiateurs qui traduisent et interprètent l'information pour leurs amis et cadets moins lettrés. Ceux qui reviennent de l'Europe ou qui y ont vécu pendant quelque temps sont aussi considérés comme des gens ayant une vision plus large, qui peuvent expliquer l'actualité aux autres, alors qu'au village c'est le citadin en vacances ou en séjour qui joue ce rôle. L'information relayée dans les grains ou dans les staffs est ensuite diffusée dans les familles, auprès des épouses et des enfants. Beaucoup d'individus, qui ne sont pas ou peu instruits, accèdent donc à une information de deuxième ou troisième main, avec toutes les possibilités de déformation que cela implique. Même si dans toutes les familles il y a des postes radio ou des télévisions, on continue de faire plus confiance aux personnes instruites du quartier pour décrypter ce qui se passe en Guinée ou dans le monde.

Certains de ces staffs sont très politisés : à l'occasion de l'élection présidentielle de 2015, ils ont fonctionné comme des groupes de pression, en affichant leur adhésion au RPG, le parti du Président Alpha Condé. C'est ainsi que certains staffs ont profité de financements de hauts cadres ou membres du Parti présidentiel pour se doter de petits hangars, peints en jaune, la couleur du parti, pour souligner leur affiliation.

L'un des problèmes de la stratégie de communication de la Riposte a été d'ignorer l'influence que les staffs ou grain exercent sur les gens. Ainsi, les individus et, en particulier, les jeunes, sont plus sensibles à l'opinion de ces leaders de quartier qu'aux consignes des notables et des autorités traditionnelles. Il fallait donc prendre en compte, comme nous l'avons préconisé dans plusieurs rapports, l'existence de ces structures, en privilégiant une communication plus horizontale, qui puisse transformer ces grains en plates-formes de sensibilisation, capables de véhiculer les bonnes informations.

3.2.4. Les rumeurs comme expression de tensions sociales préexistantes

Remarquons aussi, en conclusion, que les rumeurs qui circulent plus rapidement en Guinée s'appuient sur des méfiances et des préjugés préexistants. Par exemple, au début des années '90, un élève du lycée 2 octobre avait réalisé un dessin, où des femmes africaines étaient violées par des chiens tenus par des hommes blancs. Ce simple dessin, qui a circulé dans les classes, a donné naissance à une rumeur qui a vite pris l'allure d'un soulèvement populaire allant de Madina, le plus grand marché de la capitale, jusqu'au centre-ville : des blancs seraient en train de maltraiter nos mères et nos sœurs, en leur infligeant une violence indigne. Il a fallu beaucoup de sensibilisations de la part des autorités pour désamorcer une réaction populaire à cette rumeur, qui se nourrit sûrement de sentiments hostiles aux Occidentaux dans un contexte postcolonial. Les hommes blancs du dessin apparaissent alors comme ceux qui méprisent et exploitent les Africains, comme dans le passé colonial de la Guinée. De la même manière, beaucoup de rumeurs circulant pendant l'épidémie d'Ebola ne pourraient pas s'expliquer sans se référer à la méfiance préexistante des populations guinéennes envers le corps médical et les autorités politiques, comme on le verra dans le quatrième et le cinquième chapitre de ce livre.

Il est important d'ajouter que les rumeurs accompagnent souvent les épidémies, peut-être à cause de leur caractère dramatique et soudain qui laisse les populations désemparées et désireuses de trouver une explication à ce qui leur arrive. Comme l'explique Froissart (2002), les situations de crise de toute sorte, suite à une urgence sanitaire ou à une catastrophe naturelle, entraînent facilement la rumeur car elles suscitent une forte demande d'information, qui n'est que partiellement satisfaite par les médias. Ainsi, les rumeurs apparaissent comme des « nouvelles improvisées, résultant d'un processus de discussion collective » (Shibutani 1966, cité par Decaillet 2015). Elles naissent et se répandent donc grâce aux interactions entre les individus, qui élaborent des conjectures brodées sur les failles, les incohérences, les difficultés de compréhension de la communication officielle. Froissart constate que « chaque catastrophe génère un double discours, rationnel et irrationnel, objectif et subjectif, scientifique et folklorique ». (Cité par Decaillet 2015 : 20). Ainsi, les épidémies d'Ebola qui se sont succédé en Afrique centrale, ou la pandémie du Sida, ont été accompagnée de rumeurs de toutes sortes. L'étude de Barry Hewlett, le premier anthropologue ayant été invité par l'OMS à travailler comme consultant pendant une épidémie d'Ebola en Ouganda, fait état de rumeurs similaires à celles qui se sont répandues en Guinée. En particulier, il évoque la même tendance, de la part des populations locales, à élaborer des conjectures sur l'origine exogène de la maladie. Au cours de plusieurs flambées épidémiques dans la région, au fil des années, plusieurs « coupables » ont été désignés : le gouvernement ougandais, qui aurait envoyé dans la région des soldats infectés pendant des missions au Congo, des militaires ou des scientifiques français. D'ailleurs, la manière dont des Occidentaux malveillants ont été considérés, au cours de l'épidémie dont nous parlons, comme les responsables de l'arrivée et de la diffusion d'Ebola, a amené le Pr.Cheikh Ibrahima Niang (2014), à définir cette maladie comme une épidémie postcoloniale.

Pendant cette épidémie, l'une des rumeurs ayant entraîné une très forte mobilisation des populations de Conakry, notamment les femmes mères de famille, s'est déroulée au début du mois de février 2015. À partir de la matinée, entre 9 heures et 10 heures, des mères, accompagnées de quelques jeunes, courent vers les principales écoles de la ville pour aller retirer leurs enfants. Face au refus des responsables des établissements scolaires, elles finiront par défoncer les portes et entrer par la force, pour aller prendre leurs enfants, parce qu'elles auraient entendu que la Croix-Rouge est en train de passer dans les écoles pour contaminer les élèves. Nous avons vu personnellement, dans un quartier bidonville de Conakry appelé Tombo, derrière le camp Samory Touré, des femmes ressortir en tenant la main de leurs enfants et en s'exclamant : « Ces gens-là ne vont pas tuer mon enfant ». La majeure partie des écoles, à l'exception de certains établissements privés, ont été influencées par ces rumeurs et ont préféré fermer, comme nous l'a confirmé la directrice communale de l'éducation de Kaloum, Madame Kaba. À l'école du centre, située entre les quartiers populaires de Sandervalya et de Kouléwondi, selon un enseignant : « Malgré leur sensibilisation, les femmes ne tenaient qu'à prendre leurs enfants. Vous savez, Monsieur, ici, notre école est située entre deux quartiers populaires. Les mères sont souvent des vendeuses au marché, elles ont sûrement été influencées par les rumeurs qui sont passées par le marché d'abord ». Or, ce qui a été frappant, les écoles privées telles que Sainte Marie, Saint Joseph et d'autres n'ont pas été touchées par la rumeur ; les parents d'élèves, plus aisés et plus instruits, ne sont pas partis chercher leurs enfants. Cela montre que l'influence des rumeurs varie également selon le statut social et le niveau d'étude des parents. Plusieurs personnes s'accordent à dire que cette rumeur serait partie du quartier de Gbessia, situé à une vingtaine de kilomètres du centre-ville de Kaloum, où une ambulance Croix-Rouge était garée devant une école : quelques individus auraient interprété cela comme la volonté de Croix-Rouge de partir désormais dans les écoles, pour contaminer sciemment les élèves. Ainsi, les femmes se sont mobilisées, après avoir été informées de cette rumeur par les appels de leurs amies ou de leurs proches.

La stigmatisation de la Croix-Rouge, comme symbole d'Ebola est certainement la cause immédiate de cette rumeur. D'ailleurs, c'est cette diabolisation de la Croix-Rouge et la stigmatisation de ses ambulances qui ont amené plusieurs personnes à refuser d'adhérer aux stratégies de la Riposte. Elle renvoie aussi aux catastrophes humanitaires des pays voisins, dont les souvenirs demeurent gravés dans la mémoire collective. Par exemple, en plusieurs occasions, on nous a dit que lorsque les voitures de la Croix-Rouge arrivent dans un pays, elles ne le quittent plus pendant longtemps, comme on l'a vu pendant les guerres qui ont ravagé la Sierra Leone et le Libéria pendant les années '90. La Croix-Rouge devient donc le symbole d'un malheur durable. Ces rumeurs procèdent d'une analogie, comme l'explique Bernard Paillard dans son analyse du mécanisme de construction des rumeurs : « *La rumeur utilise autant la déduction que l'induction. Elle spécule sur des faits invérifiés, en arguant sur leur vraisemblance et sur leur plausibilité. Elle se laisse entraîner par des analogies, par des associations, par des correspondances* ». (Paillard 1994 : 27)

Dans le cadre de l'épidémie d'Ebola en Guinée, l'ambulance comme symbole négatif était souvent mobilisée en raison du taux très élevé de mortalité des malades d'Ebola. Les populations avaient conclu que tous ceux qui montaient dans cette ambulance n'allaient plus revenir, car ils allaient mourir au CTE. D'où le refus de plusieurs cas suspects de monter dans l'ambulance. Tel est le cas d'une femme dont nous avons parlé plus loin, originaire d'un village de la préfecture de Dubreka, situé au bord de la route qui mène à Tanéné. Son enfant, qui avait la fièvre, devait être embarqué dans l'ambulance pour se soumettre à un prélèvement de sang : comme elle avait été en contact avec l'enfant, elle devait aussi monter dans l'ambulance. Après les exhortations des voisins, qui l'incitaient à ne pas le faire, car elle ne reviendrait plus, elle a accepté de partir au CTE, mais dans une voiture privée. Elle ne montera dans l'ambulance qu'après de longues négociations, au cours desquelles nous l'avons convaincue que rien de mal ne lui arriverait, en valorisant son rôle de femme, qui devait se montrer responsable et garante de la santé de son enfant. Heureusement, ni la femme ni l'enfant ne s'avéreront positifs au test de détection d'Ebola.

Comme on l'a déjà évoqué ci-haut, en présentant les argumentaires de la réticence, ces rumeurs n'ont pas été appréhendées de manière efficace par la Riposte, qui les a sous-estimées, en les réduisant à des mensonges ou à des ragots sans fondement, surgis au hasard et résultant de l'analphabétisme et de la superstition. Par conséquent, elles n'ont pas été non plus déconstruites, afin d'opposer à elles des réponses plus percutantes et convaincantes. Or, comme nous l'expliquent certains sociologues, notamment Bernard Paillard dans son étude sur les rumeurs liées au sida en France, la rumeur naît « *d'une soif de comprendre, elle est la volonté de résoudre une énigme* ». (1994 : 25) Ainsi, « *elle bricole avec des faits partiels, avec des suppositions, avec des hypothèses, avec des mises en relations d'éléments dispersés et hétérogènes.* » De plus, « *contrairement au raisonnement rationnel, qui exige un processus de vérification des faits, la rumeur n'a pas besoin de l'épreuve du réel, elle se contente de la confiance.* » Dans le cadre de l'épidémie d'Ebola, les colporteurs des rumeurs étaient souvent les personnes les plus instruites ou leurs parents, auxquelles on faisait confiance, sans vérifier leurs propos, dans le contexte de l'accès indirect à l'information dont nous avons parlé ci-haut.

De façon générale, Paillard analyse les rumeurs comme des catalyseurs des angoisses sociales, à travers lesquelles les populations expriment leurs inquiétudes et frustrations. Françoise Reumaux (1996) rejoint d'ailleurs cette position, en montrant que les rumeurs expriment des réalités sociales, notamment des conflits et des tensions qui existent toujours, selon elle, à l'état latent. La rumeur correspondrait donc à la manifestation ou, comme elle le dit en empruntant ce concept à la biologie par analogie, à l'éclosion, liée à une crise, de ces éléments préexistants, qui peuvent avoir mûri pendant une longue période. L'étude de Reumaux explique aussi que, si une rumeur peut emprunter de multiples variantes, elle garde néanmoins un noyau narratif persistant, qui peut renvoyer à un mythe ou à une croyance. C'est ainsi que nous pensons pouvoir présenter, dans le cadre des rumeurs, l'une des situations les plus intéressantes sur lesquelles nous ayons travaillé pendant l'épidémie d'Ebola : le cas du village de Tana. Il s'agit là de l'une des rumeurs les plus puissantes qui ont couru pendant l'épidémie d'Ebola, car elle a influencé non seulement les populations locales, mais aussi les médecins épidémiologistes et les autorités sous-préfectorales du district de Tana.

3.3. La rumeur de Tana

Au début du mois d'octobre 2015, à une semaine de mon premier congé après plus de dix mois de recherches et de médiations intenses, qui m'ont amené à parcourir plusieurs localités des différentes régions de la Guinée, j'ai été convoqué au bureau du Représentant de l'OMS en Guinée. Mon responsable direct, Monsieur Paryss Kouta, premier responsable de la cellule de mobilisation sociale de l'OMS, m'avait signifié l'importance et l'urgence de la mission. La mission était délicate : une femme médecin allemande, qui travaillait pour CDC, avait alerté le Bureau international de CDC aux Etats-Unis et le Bureau International de l'OMS à Genève à propos d'une situation très complexe dans le village de Tana. Ses propos laissaient entrevoir une négligence, voire une faute professionnelle, des jeunes médecins superviseurs de l'OMS. On avait donc besoin d'informations supplémentaires sur cette situation. Pour la première fois, je me suis retrouvé directement dans le bureau du Représentant, le Pr. Mohamed Belhocine, avec Dr Bailo, un haut cadre de l'OMS chargé de coordonner toutes les actions de la Riposte. Dans la salle d'attente, avant d'entrer, j'ai aperçu une femme européenne à l'air inquiet et perturbé, qui était déjà sortie du bureau, dont on me parlera quelques minutes après, en ces termes : « *Monsieur Somparé, vous êtes sociologue, on a besoin de vous. Vous voyez cette femme, elle vient de quitter Tana, où il y a une forte réticence. Elle s'est retrouvée, elle-même, en situation de contact. Du coup, elle reproche à ses collaborateurs, jeunes superviseurs médecins guinéens, d'être responsables de cette situation, car ces derniers, par peur, l'ont laissée aller seule au village de Tana. Là-bas, elle n'a pas su faire de distinction entre les contacts et ceux qui ne le sont pas. Elle aurait travaillé avec un CVV qui est un contact et qui est susceptible de développer l'épidémie.* » Ensuite, le Représentant m'a dit qu'il n'avait pas souhaité que j'écoute la version de la dame, pour que je puisse effectuer mon analyse en toute objectivité. J'avais peur de me retrouver dans un rôle d'inspecteur ; j'ai donc rappelé ma posture de sociologue et ma difficulté de situer les responsabilités individuelles. En raison de l'importance et de l'urgence de la mission, et de mes congés imminents, le Représentant m'a ordonné de me rendre rapidement sur le terrain, tout en me rassurant que je pourrais garder ma posture de sociologue : il ne s'agissait pas, pour reprendre son expression, de « faire le contremaître ». Ainsi, M. Paryss Kouta a pris toutes les dispositions nécessaires pour préparer mon arrivée à Forecariah, auprès de M. Jonas, un tchadien, responsable de tous les communicateurs et sociologues de Forecariah.

Au cours du premier jour de mission, j'ai pris des contacts et réalisé des entretiens exploratoires avec les responsables de la mobilisation sociale et les jeunes médecins, qui m'ont permis d'avoir une première idée de la situation et d'émettre quelques hypothèses. Le village de Tana, dont le nom même signifie « malheur » ou du moins « désagrément », fait l'objet d'une croyance très répandue selon laquelle quiconque s'y rend s'exposerait à de grands malheurs, avant tout la perte de son emploi. La rumeur concerne le chef-lieu du district, Tana

Centre, et ne touche pas la localité de Tana marché, située à une distance de deux kilomètres.

L'apparition d'Ebola dans ce village est liée à l'arrivée d'une jeune fille malade, originaire de cette localité mais installée à Conakry dans le quartier Dar-Salaam : elle est d'ailleurs, avec sa sœur aînée, à l'origine de la chaîne de contamination de ce quartier, la dernière dans la commune de Ratoma. En septembre 2015, la jeune fille a été examinée à Donka, car elle présentait des symptômes après le décès de sa grande sœur, morte d'Ebola. De manière inexplicable (et probablement, à notre avis, liée à la corruption du personnel médical), elle n'a pas été hospitalisée et elle s'est embarquée clandestinement, avec un jeune membre de sa famille, dans un taxi puis sur une pirogue, pour rejoindre son village natal. Le chef de famille, pour justifier le déplacement clandestin de sa belle-sœur malade vers le village, attribuera la faute aux médecins incompétents et, de façon générale, à la Riposte. Arrivée dans le village, la fille mourante sera confiée aux soins d'un guérisseur traditionnel, qui mourra à son tour.

Suite à son décès, trois médecins (un homme et une femme guinéens et une femme allemande) ont été chargés par la coordination de la Riposte de suivre les contacts de cette nouvelle chaîne de contamination. Parmi ces contacts, 36 se trouvent à Tana marché, alors que 4 se situent à Tana centre. Or, les deux médecins guinéens ont eu une grande peur de se rendre à Tana village, à cause des croyances liées à ce village. Au cours de l'entretien, ils se sont justifiés en disant qu'ils sont étrangers dans cette localité et qu'ils doivent se conformer aux conseils de ceux qui connaissent mieux ces lieux. Ils affirment aussi être à leur premier emploi, qu'ils ont fort peur de perdre ; ils se disent donc dans une situation différente par rapport à la dame allemande, qui aurait, selon eux, beaucoup d'opportunités de trouver rapidement un autre travail bien rémunéré. Pour ces raisons, et aussi du fait que le nombre de contacts à suivre à Tana centre n'était pas important, ils ont préféré déléguer leur travail au responsable du poste de santé de Tana Centre, à l'Agent Communautaire (A.C.) et au CVV local. Ils se sont néanmoins rendus à Tana Centre une fois, mais très tardivement. Ce sont donc le AC et les CVV qui ont été les interlocuteurs de la femme médecin allemande, qui n'avait pas peur de la croyance concernant Tana, même si elle connaissait bien les raisons pour lesquelles ses collègues préféraient ne pas se rendre au village. Les craintes des deux jeunes médecins ont été confirmées par le fait que toutes les autorités locales évitent aussi d'aller à Tana. Plusieurs informateurs ont affirmé que le sous-préfet ne s'était jamais présenté au village. Même le sous-préfet adjoint, qui y allait souvent ces derniers temps, a été déconseillé de le faire s'il ne voulait pas que son emploi soit menacé. Je l'ai rencontré personnellement en train de remettre les cartes d'électeur au chef de district qu'il avait convoqué, au lieu de se rendre lui-même à Tana comme il est d'usage.

Nous pensons que les médecins qui ont travaillé dans le village, jeunes et citadins, ont été victimes de leur perméabilité aux croyances traditionnelles et, finalement, de leur superstition qui l'a emporté sur leur déontologie professionnelle. Ce qui nous semble plus grave, c'est qu'ils se sont isolés, qu'ils ont cru pouvoir gérer la situation à leur niveau, au lieu de remonter l'information aux supérieurs hiérarchiques ou à d'autres opérateurs plus âgés et mieux imprégnés des réalités locales.

3.3.1. Aux sources de la rumeur : le mythe de Tana et sa réactualisation face aux conjonctures historiques.

Suite à un entretien approfondi avec un vieux sage de Tana, âgé de près de plus de 80 ans, et avec son porte-parole, nous avons pu aller aux sources de la rumeur, en comprenant comment le mythe de Tana a été créé et de quelle manière il a pu ressurgir, à des moments différents, pour protéger le village d'ingérences et de menaces extérieures.

L'histoire de la préfecture de Forecariah est étroitement liée au parcours de trois cousins paternels, qui ont su conquérir le pouvoir et s'installer en tant que dominateurs dans cette région. Leur provenance est incertaine : certains leur attribuent des origines marocaines, plus précisément de la ville de Fez, d'autres pensent qu'ils viennent de La Mecque, mais d'après leurs noms de famille nous pouvons émettre l'hypothèse qu'ils sont plutôt des ressortissants de la Haute Guinée. Au cours du dix-neuvième siècle, les trois frères s'installent dans la région, fondent la ville de Moria et, en faisant reposer leur pouvoir sur la possession de la terre, comme il est fréquent dans les sociétés sédentaires, ils parviennent à établir une domination sur les populations soussou de la région. En particulier, le cousin Fofana possède le pouvoir religieux, le cousin Yansané (dont le nom de famille signifie « vendeur d'esclaves ») détient le pouvoir économique, mais le pouvoir politique revient à l'aîné, Fodé Katibi. Ce dernier donne son nom à la ville de Forecariah, qui est le résultat d'une transformation de Fodé Katibiya (chez Fode Katibi). Ce dernier a vingt et un enfants avec trois femmes, dont quinze sont des garçons. L'aîné, qui s'appelle Moriba, est confié pendant sa jeunesse à un habitant de Moria, où il passera sa vie.

Par la suite, ce lignage fondateur se segmente, comme il arrive souvent dans les sociétés lignagères : les différents frères se dispersent dans d'autres villages de la région, où ils gardent une position de domination étroitement liée à la possession de la terre. Moriba, l'aîné des 15 frères, dépositaire du pouvoir du lignage, préfère se réfugier dans le village de Tana au début de la période coloniale. Il garde pour lui le Kountiguia, une forme de pouvoir relevant de l'aînesse, dans le cadre des sociétés gérontocratiques, qui est une sorte d'autorité morale. Par contre, il laisse le kandeya, le pouvoir politique, à ses frères, qui dirigent la chefferie traditionnelle. En échange de sa décision de renoncer au pouvoir, il demande à sa famille que le village de Tana soit préservé des exactions et des humiliations qui, avec l'avènement de la colonisation, deviennent de plus en plus fréquentes de la part des chefs de cantons, alliés de l'administration coloniale.

D'où l'origine du mythe : « tana mu so ma bé » (littéralement « le malheur n'entre pas ici ! »), est finalement un mythe qui a une fonction protectrice du village : quiconque entre dans le village avec des mauvaises intentions, dans le dessein d'humilier les habitants, repartira avec un malheur. Il s'agit là de la « convention de Tana », un accord oral entre les quinze garçons de la fratrie. Or, quelques épisodes contribuent à entourer le village de Tana d'une réputation particulière.

Malgré la protection dont Tana a toujours bénéficié, un jour un garde de cercle humilie un habitant de Tana et perd son travail tout de suite après. À l'accession de la Guinée à l'indépendance, pendant la première république, le même sort arrive à l'un des gouverneurs de Sekou Touré, Nouhou Cissé, qui se rend à Tana pour apprendre, le même soir, qu'il a été limogé. Depuis lors, les autorités hésitent à se rendre à Tana. On raconte dans le village que, pendant la deuxième république, le ministre de l'Agriculture Jean-Paul Sarr a fait un détour dans son trajet pour éviter de passer à Tana.

Il faut aussi souligner que ce mythe permet à la famille fondatrice, même aujourd'hui, de légitimer son pouvoir. Si le pouvoir politique (kandeya) est perdu depuis la fin de la chefferie traditionnelle depuis 1958, le kountiguya, détenu par les descendants de Moriba, continue d'être important, car cette lignée est garante d'une protection particulière sur le village. Tana est un village saint et sacré, important pour toute la région : ses habitants, même s'ils sont jeunes, ont toujours un droit de parole dans les assemblées et le fait d'être originaire de Tana leur confère d'emblée le statut d'aîné, indépendamment de leur âge biologique.

À Tana, le chef du district, descendant de la famille fondatrice, a été clair sur le fait que le mythe protège le village contre les intentions malveillantes. Dans le village, où la gérontocratie est très forte, la parole est très contrôlée et soumise à l'autorisation des vieux sages. Par contre, à Forecariah, où les rumeurs courent plus librement, le mythe s'est traduit dans l'idée que quiconque va à Tana risque de perdre son emploi. Cette rumeur a été utilisée dans l'histoire du village pour le protéger contre les exactions de la période coloniale et du régime autoritaire de Sékou Touré, où chaque village était tenu de payer la « norme », un impôt en nature. Grâce à cette protection particulière, Tana était devenu aussi le centre d'échanges commerciaux et des trafics frauduleux du marché noir, alors que les transactions économiques entre particuliers étaient rigidement contrôlées pendant le régime socialiste de Sékou Touré. Selon le kountigui, c'est l'indiscrétion d'une femme qui aurait dévoilé ces trafics, qui ont donc dû cesser.

Elle a été utilisée, encore une fois, par les individus réticents ou résistants envers la Riposte pour décourager les autorités, les médecins et les autres acteurs de se rendre à Tana. On peut se dire que cette ruse a bien marché, d'autant plus que les autorités et les médecins se sont laissés entraîner dans ce jeu en évitant de se rendre au village. Cela contribue donc à démentir beaucoup de préjugés sur les paysans des villages guinéens, en montrant leur capacité à instrumentaliser la tradition et à manipuler le mythe pour répondre aux exigences du présent.

C'est pourquoi ce n'est pas ce mythe en soi, mais sa déformation, sa réinvention et sa force de persuasion qui étaient très dangereuses dans un contexte où la croyance était instrumentalisée pour éviter les interventions de la Riposte. Les rumeurs se répandent rapidement de bouche à oreille et les versions se multiplient. (Reumaux 1996) Au fur et à mesure qu'elles se transmettent, elles s'appauvrissent, car chaque émetteur qui transmet à un autre récepteur oublie certains détails. Il y a d'autres personnes qui peuvent rajouter des détails inventés à un noyau narratif persistant. Dans une perspective plus fonctionnaliste, ce mythe a une fonction de protection de la société : c'est ce qui explique sa persistance, parce que la rumeur ressurgit chaque fois qu'elle se sent menacée par une ingérence extérieure. C'est pourquoi il est nécessaire de s'inscrire dans une perspective diachronique et dynamique, en rejoignant ainsi le cadre interprétatif de Balandier. Il s'agit là d'une tradition réinventée et manipulée pour répondre aux contraintes liées aux différentes conjonctures historiques : la colonisation, le régime autoritaire issu de l'indépendance, l'épidémie d'Ebola.

Quatrième chapitre : Les impacts de la Riposte et les déterminants socio-économiques des réticences

Pour mieux comprendre les causes de la réticence, il est nécessaire de saisir l'impact de l'épidémie et de la Riposte sur les conditions de travail et de vie des populations concernées. Il s'agit aussi de se situer d'abord dans une perspective plus anthropologique, sans particularisme culturel, afin de considérer que toute innovation entraîne des réticences. Ce constat, effectué dans le cadre de la sociologie rurale et de la sociologie du développement peut, à notre avis, s'appliquer également à cette épidémie, en considérant les mesures de la santé publique comme des innovations pour contrer une nouvelle maladie inconnue et terrifiante. De la même manière, pour comprendre les mouvements violents des réticences, on pourrait se référer à la sociologie du mouvement social, très proche aussi du cadre théorique du changement social. Cela peut nous amener à saisir les motifs des réticences, tout en comprenant que les acteurs ne poursuivent pas toujours les mêmes objectifs. Leurs réactions aux innovations sont dictées par leur positionnement social et leurs intérêts économiques.

Il y a lieu de noter d'abord que les impacts de l'épidémie d'Ebola et la peur, voire la panique qu'elle a suscitée ont touché toute la société guinéenne, sans distinction sociale, ethnique ou régionale. Par exemple, dans un pays à majorité musulmane (85 %), les fidèles n'ont pas pu effectuer le pèlerinage à La Mecque pendant deux ans. Il faut noter aussi que tous les Guinéens ont été victimes de la stigmatisation et du rejet des pays voisins, notamment lorsque les frontières ont été fermées. De plus, l'épidémie est arrivée après la première élection démocratique du Président Alpha Condé, marquant la fin d'un demi-siècle de pouvoir dictatorial et autoritaire, qui a entraîné l'isolement du pays et entravé l'exploitation des immenses ressources minières de la Guinée. Avant l'arrivée d'Ebola, le nouveau gouvernement guinéen voulait enfin s'ouvrir au monde, en attirant les investisseurs étrangers, qui commençaient à réagir favorablement. Suite à cette épidémie, nous avons plutôt assisté au départ de plusieurs entreprises étrangères et à la rechute du pays dans l'isolement duquel il s'apprêtait enfin à sortir. Du coup, les plus fatalistes ont pensé qu'une nouvelle malédiction venait de s'abattre sur leur pays, en clamant partout que la Guinée n'avait pas de chance. L'épidémie a aussi entraîné des suspicions : comment une maladie qui a toujours existé dans les zones les plus reculées de l'Afrique centrale a-t-elle pu se retrouver en Guinée ? Cependant, malgré cette peur généralisée et ce sentiment de désillusion partagé par tous les Guinéens, il y a des groupes ethniques et des catégories socioprofessionnelles qui ont été plus touchés par cette épidémie et qui ont subi davantage l'impact des actions de la Riposte. C'est au sein de ces groupes que les réticences ont pris une plus grande ampleur, à cause de la dégradation des conditions de vie déjà précaires.

4.1. Les déterminants socio-économiques des réticences

4.1.1. Les impacts socio-économiques en Guinée Forestière : des frustrations liées à l'emploi et au départ des investisseurs

La Guinée forestière, première région à être touchée par Ebola, a vécu de manière particulièrement dramatique le brusque retrait des investisseurs, qui étaient particulièrement nombreux dans cette région, recelant des gisements particulièrement abondants de fer et d'autres minéraux. La Guinée forestière se trouve en effet dans une situation paradoxale, où des populations très pauvres, confrontées à des problèmes de subsistance alimentaire, vivent sur des terres très riches en ressources minières et convoitées par les entreprises minières les plus importantes au monde, entre lesquelles il y a une forte concurrence et des conflits ouverts.

Les populations de cette zone ont développé une forte attente d'accéder à des emplois bien rémunérés au sein de ces entreprises, alors que celles-ci ne peuvent pas trouver sur place toutes les compétences dont elles ont besoin et sont parfois obligées de les rechercher ailleurs. Cela entraîne des frustrations qui se traduisent par des revendications, des manifestations violentes voire des émeutes des communautés, qui réclament aux entreprises et à l'Etat plus d'emplois et de développement de la région en échange de leurs ressources naturelles. Ces attentes sont, d'ailleurs confortées, à notre avis, par l'approche communautaire du développement, très en vogue en ce moment, qui soutient l'idée selon laquelle les partenaires du développement doivent s'adresser directement aux communautés locales, en les impliquant et en les responsabilisant dans les projets de développement. Cela a cependant des effets pervers : ces populations locales construisent leurs écoles et financent leurs centres de santé, en comblant, à l'aide des partenaires du développement, les défaillances et les vides laissés par l'Etat qui s'exonère ainsi de ses responsabilités et de certaines de ses tâches régaliennes. Or, dans un contexte où l'identification à sa communauté ethnique est plus forte que le sentiment d'appartenance à la nation guinéenne, cela conforte l'idée que les communautés sont les propriétaires et les gérantes de leur territoire, que ses ressources leur appartiennent, qu'elles peuvent agir de manière autonome par rapport à un Etat qui n'a jamais su bien gérer la manne minière. Les populations riveraines des premières entreprises minières, notamment CBG et Fria, n'ont pas développé ce sentiment à cause du caractère autoritaire du premier régime et de sa vision macroéconomique du développement de la Guinée. De nos jours, par contre, les entreprises créées à partir de la dernière décennie, notamment la SAG à Siguri, sont confrontées à des revendications violentes, souvent réprimées par les autorités préfectorales. Tel a été le cas de Zogota, une localité de la Guinée forestière dont les populations, à l'image de celles des autres villages du Mont Nimba, subissent la pression démographique et sont confrontées aux problèmes de dégradation de l'environnement qui en résultent. À Zogota, en août 2012, les populations frustrées et mécontentes que l'entreprise minière brésilienne Valé n'ait pas privilégié l'embauche des ressortissants du village, se sont révoltées pour saccager ses infrastructures et ses équipements, en enregistrant ainsi d'énormes pertes. Les autorités préfectorales, à leur tour, avaient violemment réprimé cette révolte, en utilisant les forces de l'ordre : leur intervention avait entraîné la mort de cinq manifestants et des arrestations. Pour beaucoup de natifs, la réaction de la sous-préfecture a été disproportionnée et a causé les arrestations arbitraires de certains sages du village. Jusqu'à présent, la justice n'a pas encore tranché sur les faits de Zogota, dans un contexte d'impunité où, faute de bien situer les responsabilités individuelles, les actes de quelques individus sont imputés à l'ensemble de la communauté. Les faits de Zogota sont restés dans la mémoire collective des populations de la Guinée forestière. C'est pourquoi la réaction violente des populations de Womey, dont nous parlerons plus tard, pourrait s'expliquer en partie par la peur des populations de subir une répression. La violence que les populations ont manifestée à l'égard de la délégation conduite par l'ancien préfet de N'zerekoré, M'Baupe Camara, ne saurait être totalement indépendante de leurs antécédents conflictuels avec les autorités préfectorales dans le passé. Le préfet, qui a été sauvé de justesse m'a confié qu'il était, ce jour-là, l'homme à abattre.

Malgré ces tensions, le gouvernement d'Alpha Condé comptait énormément sur les investissements privés et étrangers de cette région pour obtenir de très bons résultats économiques, nécessaires pour sa réélection. Par exemple les études économiques montraient que la mise en place du projet d'exploitation du minéral de fer du Mont Simandou, effectué par Rio-Tinto, contribuerait à doubler le PIB de la Guinée. L'épidémie d'Ebola a mis fin à tous ces espoirs, du moins momentanément, en causant les frustrations et le désarroi, en particulier chez les jeunes, qui espéraient pouvoir enfin accéder à l'emploi. Ces sentiments étaient exaspérés par les rumeurs décrivant Ebola soit comme une maladie inventée, soit comme une épidémie infligée intentionnellement aux populations guinéennes. Ces frustrations préexistantes ne sauraient être indépendantes de l'expression violente des réticences qui a caractérisé les premières phases de l'épidémie en Guinée forestière. James Fairhead (2016), un anthropologue spécialiste de la Guinée forestière, établit également un rapport entre la résistance violente contre l'épidémie d'Ebola et le mécontentement résultant de l'exploitation minière dans cette région. Il souligne, en particulier, comment les épisodes de corruption qui ont marqué l'exploitation du gisement de fer du mont Simandou ont suscité chez les populations l'impression d'une connivence entre les autorités guinéennes et des investisseurs peu scrupuleux. Pour Fairhead, ce ne sont pas « les nobles humanitaires » occidentaux que les populations de la Guinée Forestière avaient l'habitude de rencontrer, mais plutôt des étrangers avides, déterminés à exploiter, avec la complicité de l'Etat, leurs propres terres et ressources.

Il faut souligner aussi que les habitants de la Guinée forestière ont souffert, pendant les premières phases de l'épidémie d'Ebola, d'une stigmatisation de la part de leurs compatriotes, qui les considéraient comme les responsables de la propagation de cette maladie. En fait, ces accusations étaient aussi déterminées par des préjugés de longue date. La Guinée forestière est une région très enclavée, caractérisée par une forêt très dense et des infrastructures routières en mauvais état. En raison de son isolement géographique, elle a été moins touchée par la pénétration de l'Islam et du Christianisme, à l'image de la Casamance au Sénégal. Or, l'attachement de ces populations aux pratiques et aux valeurs traditionnelles, est souvent interprété par les autres guinéens comme un « manque de civilisation ». Les populations de la région forestière ont subi et intériorisé ces stigmatisations et clichés, au point d'en faire un complexe d'infériorité. Leur particularité géographique, leurs spécificités culturelles et la marginalisation dont elles sont victimes leur confèrent une forte identité ethnique. Lors de l'apparition de la maladie, les originaires de cette région, au premier rang desquels se trouvent les cadres et les personnes les plus scolarisées, ont réagi négativement aux critiques teintées d'ethnocentrisme, de préjugés et de soupçons de leurs compatriotes, en questionnant, en minimisant ou même en niant l'existence de la maladie ou en cherchant des boucs émissaires.

4.1.2. La consommation de la viande de brousse

De plus, les populations de la Guinée forestière ont été particulièrement affectées par certaines mesures de la Riposte, notamment l'interdiction de manger la viande de brousse, qui constituait l'un des aliments les plus consommés dans cette région. Les habitants de la forêt ont été stigmatisés comme des gens « qui mangent tout » et qui ont des habitudes alimentaires dangereuses. Or, ces préjugés ne sont pas fondés, dans la mesure où le système du totémisme[10], qui interdit à chaque famille ou lignage de manger un animal particulier, a favorisé la survie de plusieurs espèces dans cette région. Ainsi, les

---

[10] Le totémisme a été l'une des problématiques dominantes dans les premières phases de l'anthropologie. Ce terme, qui vient de l'une des langues des autochtones de l'Amérique du Nord, a été utilisé pour décrire une spécificité propre à cette aire culturelle : l'identification des individus à un clan qui choisit un symbole animal et qui, du même coup, s'interdit la consommation de la même espèce. On retrouve un système analogue en Guinée, surtout dans les régions les moins islamisés, où les différents lignages s'identifient à un animal particulier qu'elles ne mangent pas.

populations de la Forêt ont trouvé une stratégie pour éviter la dégradation de l'environnement. Il y a lieu de souligner que la viande de brousse est très appréciée aussi des citadins des villes de Guinée, notamment les clients des bars des maquis et de certains restaurants de Conakry.

En fait, la Guinée forestière fait partie des zones où il y a un déséquilibre entre la très grande richesse de la nature et l'extrême pauvreté de la population, source de conflits ethniques et communautaires qui s'enracinent dans des problèmes concrets d'accès à la terre et de survie. La pression démographique croissante va de pair avec une diminution des terres cultivables, aussi bien à cause de l'exploitation minière que des programmes de préservation de l'environnement. Une grande partie de cette région fait partie d'une réserve naturelle au sein de laquelle l'agriculture et la chasse sont interdites. Le poisson est très rare et l'élevage presque inexistant, ce qui rend la viande de brousse un complément incontournable de l'alimentation de beaucoup de familles et surtout une source fondamentale de protéines. Le métier du chasseur est d'ailleurs très valorisé culturellement, tout comme la viande de brousse, à laquelle on attribue des vertus thérapeutiques et un goût exotique et délicieux. C'est pourquoi, pendant longtemps, les populations ont continué à consommer la viande malgré les sensibilisations, ce qui a été interprété par les Occidentaux comme une incapacité des Africains à renoncer à leurs traditions, en ignorant du même coup les enjeux économiques liés à la filière de la viande de brousse. Plusieurs personnes tirent leur subsistance de la commercialisation de cette viande : les chasseurs, les vendeuses, mais aussi les restaurateurs qui, en forêt ou ailleurs, font de la viande de brousse leur mets le plus prisé. Dans la capitale, ce sont surtout les restaurants ivoiriens, béninois et togolais qui proposent ce genre de plat. Il faut noter aussi que les stocks de viande de brousse n'ont pas été remplacés par d'autres aliments par les autorités : les acteurs de cette filière, qui relie la Guinée forestière à Conakry, ont donc décidé de les écouler clandestinement malgré les recommandations. Certains, tels que les propriétaires de bars ou de restaurants, ont saboté cette mesure, comme nous l'avons constaté dans le restaurant où une femme, originaire d'un autre pays de l'Afrique de l'Ouest, encourageait les clients à consommer la viande de brousse, en disant : « *Il ne faut pas avoir peur, chez nous aussi on nous disait ça, de ne pas manger la viande de brousse… mais nous on a toujours mangé et on n'a rien eu !* »

4.2. L'impact sur les conditions de vie et de travail des paysans

Au-delà de ces impacts spécifiques à la Guinée Forestière, toutes les populations rurales guinéennes ont subi les conséquences socio-économiques de l'épidémie d'Ebola, qui est venue aggraver, dans toutes les régions touchées, les conditions de vie et de travail des paysans, déjà particulièrement pénibles. Par exemple, dans la plupart des villages où nous sommes passés pour l'enquête ou pour la sensibilisation, les paysans ont posé sans cesse les problèmes d'eau, d'aménagement des plaines, d'enclavement dû au mauvais état de la route. Ils opposaient ces questions aux discours de sensibilisation, en nous signifiant qu'ils avaient des problèmes plus graves à résoudre, tout en signalant aussi que, sans eau, il était très difficile de parler d'hygiène.

Environ 80 % de la population active de la Guinée pratique l'agriculture, associé à l'élevage des volailles et des caprins, qui n'est pas très développé. L'élevage des bovins, plus rentable et susceptible de leur donner plus de capacités d'épargne et de pouvoir d'achat, est presque absent en Guinée forestière. En Guinée Maritime, il est pratiqué seulement par les Peul, car les autres groupes ethniques ne possèdent pas ce savoir-faire. C'est pourquoi l'élevage est surtout développé au Fouta Djallon, la région d'origine des Peul en Guinée. En Haute Guinée, des Malinké ont aussi appris à élever et ils pratiquent cette activité, tout comme les Peul vivant dans cette région.

L'agriculture apparaît, en Guinée, comme une activité peu productive, pratiquée avec des méthodes archaïques qui n'ont pas évolué au fil du temps, avec des cultures extensives qui garantissent à peine la subsistance des groupes domestiques (Botta Sompare et Sompare, 2016)

En Guinée Maritime les paysans, très pauvres, pratiquent la culture arachidière et la riziculture extensive sur brûlis, consommatrice de terres et peu rentable. Les cultures maraîchères pratiquées par les femmes dans les bas-fonds, sources de revenus financiers, et la riziculture intensive dans les plaines, plus rentable, souffrent du manque d'eau et d'aménagement. Les paysans n'arrivent pas à assurer l'autosuffisance alimentaire et demeurent de plus en plus dépendants de leurs parents citadins et des commerçants, qui leur prêtent de l'argent. L'insuffisance des récoltes, dont une partie est revendue pour financer la scolarisation, les frais de santé des membres de la famille et les cérémonies sociales (mariages, baptêmes, funérailles, sacrifices, etc.) amènent souvent les paysans à s'endetter, surtout pendant la saison des pluies, où les dépenses sont plus nombreuses. Ils vont ensuite rembourser en nature, au moment de la récolte du riz, avec des intérêts souvent exorbitants. C'est ainsi que ces agriculteurs sédentaires se retrouvent dans une situation de pauvreté cyclique, rythmée par les saisons, où les mêmes problèmes reviennent chaque année avec les mêmes solutions de bricolage et de survie, qui n'aboutissent pas à une solution définitive. En Guinée Maritime, dans les zones les plus touchées par Ebola, il y a aussi de nombreux pêcheurs qui s'endettent auprès des femmes commerçantes de Conakry pour acheter des filets et des moteurs pour leur pirogue. Ils deviennent ainsi dépendants de ces commerçantes, qu'ils doivent rembourser en leur donnant du poisson.

Dans un tel contexte, les mesures imposées par la Riposte et, en particulier, les confinements, les quarantaines et les micro-cerclages dans les villages où il y a eu des cas d'Ebola ont eu des conséquences très graves sur le travail des agriculteurs, surtout lorsqu'elles ont eu lieu à la saison des pluies, au moment le plus intense de la production agricole. Le cas du village de Dixinn Bouramaya, dans la sous-préfecture de Dubreka, illustre bien l'impact de ces mesures sur la vie et le travail des villageois, dont les activités agricoles ont été perturbées par la présence des acteurs de la Riposte et les mesures qu'ils ont adoptées. Certes, les agriculteurs ont été dédommagés par le don de denrées telles que des sacs de riz, des haricots, de l'huile, fournis par le PAM (Programme Alimentaire Mondial). Or, ces compensations ne peuvent pas pallier tous les impacts économiques, à moyen et long terme, en se contentant de nourrir les paysans pendant la période de la quarantaine. Nous avons donc assisté aux problèmes qui dérivent de deux manières différentes de concevoir le temps : l'aide alimentaire, focalisée sur la période d'urgence, se situait dans une logique de consommation immédiate. Elle ne pouvait pas prendre en compte la perspective à long terme des travaux agricoles, où la récolte est le fruit d'une longue période de travail et d'attente.

Pendant la saison des pluies, à cause de ces mesures, les paysans n'ont pu ni préparer les pépinières de riz pour la riziculture des plaines, ni labourer les champs pour les cultures arachidières et des tubercules. Or, dans un contexte d'interdépendance des différentes cultures, l'échec d'une étape de production pourrait se répercuter négativement sur les phases ultérieures. Par exemple, les revenus financiers générés par la vente des surplus des récoltes arachidières et de la première variété de riz sont utilisés en général pour financer les activités agricoles suivantes, notamment celles des plaines et la deuxième variété de riz. L'impact économique de la quarantaine a été sous-estimé, car on n'a pas tenu compte de cette interdépendance, comme nous l'a expliqué un paysan en situation de quarantaine dans un village près de Forécariah, qui se demandait avec inquiétude : « *Comment je vais faire ? Nous avons déjà raté la première variété de riz, or nous en avons besoin pour préparer la culture de la deuxième variété. Mais on est assis ici, on ne peut rien. Même si on nous a donné deux sacs de riz et des haricots, ça ne peut pas nous suffire ».* Sa jeune épouse enchaîne : « *Laissez-nous aller travailler ! Laissez-nous aller aux champs ! Vous me voyez, je suis ici en train de préparer la sauce gbontöè*[11] *J'ai pilé le riz, j'ai pilé les palmistes. Vous voyez, non ? Si j'avais eu Ebola, je n'aurais pas pu faire ça !* » La contrainte de la quarantaine et l'énervement qu'elle suscite en privant les paysans de la possibilité de travailler sont encore plus perceptibles dans les propos de cette jeune femme. Certes, la coordination et l'ensemble de la Riposte avaient fait preuve de flexibilité, car ils n'avaient pas institué des quarantaines très contraignantes. La formule du micro-cerclage permettait aux paysans d'aller dans leurs champs et revenir directement à la maison, sans fréquenter les voisins. Or, les champs étaient souvent loin du village, dans des hameaux, où les paysans déménagent souvent à la saison des pluies. Il fallait marcher loin, en sortant le matin très tôt, pour revenir au moment de la visite médicale quotidienne, ce qui s'avérait impossible pour des paysans qui travaillent de trois à cinq kilomètres de chez eux, voire plus, et qui n'ont pas nécessairement des moyens de transport. En matière d'approvisionnement, Dixinn Bouramaya et d'autres villages environnants tels que Dembaya, concernés par la Riposte, souffraient d'une pénurie de poissons, car les vendeuses ne voulaient plus se rendre dans ces foyers de propagation de l'épidémie d'Ebola par peur d'être contaminées. Il n'y avait que quelques rares jeunes du secteur nord-ouest de Dixinn, situé à proximité du fleuve, qui pratiquent la pêche de poissons d'eau douce, insuffisante pour nourrir tout le village. De plus, le marché hebdomadaire était fermé depuis trois

---

[11] Sauce à base de graines de palmistes

semaines. Bien que les paysans produisent la plupart de ce qu'ils consomment et que, contrairement aux citadins, ils n'aient pas besoin de faire leurs courses quotidiennement, ils ressentaient aussi la nécessité d'aller au grand marché hebdomadaire du chef-lieu de la sous-préfecture, Tanene, une ou deux fois par mois. Sur le plan social le marché est également, au-delà des achats et des échanges économiques, un lieu de sociabilité où les habitants des différents villages de la sous-préfecture de Tanene se rencontrent. La fermeture du marché de Tanene, suite à un incident relatif à l'agression contre une ambulance, a donc eu un impact à la fois économique et social.

4.3. Ebola et l'effritement du lien social

Les paysans ne travaillent pas seuls : ils sont très dépendants les uns des autres dans leurs activités agricoles. Pour certaines phases de la culture du riz, qui sont très fatigantes, le paysan ne peut pas travailler seul, mais il demande l'aide de ses voisins et parents en offrant, en échange, le kilé : en langue soussou, c'est un repas abondant que les cultivateurs partagent pendant le travail champêtre, dans une atmosphère conviviale et joyeuse. De nos jours, avec l'affaiblissement de la solidarité traditionnelle et la monétarisation des relations de travail, certains paysans payent la main-d'œuvre, par exemple en rétribuant les membres des associations des jeunes ou les étudiants et les élèves qui reviennent au village pendant les vacances. Pendant l'épidémie d'Ebola, cependant, beaucoup de villageois ne souhaitaient pas travailler pour les familles en quarantaine, car ils avaient peur d'être infectés en les fréquentant et en partageant leurs repas.

Certains villageois, effrayés par la maladie, ont fui en direction de Conakry et les élèves, qui comptaient sur la possibilité de travailler pour leurs voisins afin de financer leurs fournitures scolaires, ont été privés de cette possibilité d'autant plus que, à cause de la rentrée tardive, beaucoup d'entre eux n'ont pas pu se rendre en vacances à la campagne pendant l'été 2015.

De plus, dans les villages où les réticences étaient plus fortes, les populations craignaient des représailles de la part de la police et des militaires, ce qui a poussé beaucoup de villageois à fuir le village et les commerçants à fermer leurs boutiques. En Guinée forestière, à Womey et dans d'autres villages, la crainte des représailles a amené les habitants à quitter les villages pour se rendre en brousse, avec tous les désagréments et les risques que cela comporte. Après la répression, suivie de l'installation d'un camp militaire sur place, environ la moitié des habitants du village de Womey et, en particulier, les jeunes, se sont retirés dans la brousse en craignant les arrestations arbitraires.

Suite à un micro-cerclage dans la préfecture de Forecariah, les populations des habitants des villages et surtout les commerçants avaient fui pour se diriger vers Kindia. C'est l'installation d'un hôpital de camp où les populations étaient invitées pour soigner toutes sortes de maladies, tout comme les passages des médecins dans chaque maison à la recherche des patients présentant de la fièvre, qui avaient provoqué une telle fuite.

Les localités touchées par l'épidémie d'Ebola ont également subi une quarantaine de fait, en raison de leur empêchement à accéder à certains services, tels que les commerces, leur isolement et la stigmatisation. Il s'agit là de l'une des énigmes de l'épidémie d'Ebola : malgré le déni et les réticences, les populations de plusieurs localités avaient peur d'être contaminées par leurs semblables. Tel est le cas du premier village touché par l'épidémie, Melandou, où nous nous sommes rendus en février 2015 : ici, il n'y avait plus de cas d'Ebola depuis plus de 100 jours, mais les villageois nous ont accueillis avec joie, en nous présentant même des noix de cola pour nous signifier leur joie, car ils vivaient désormais dans l'isolement et la stigmatisation. Les paysans des villages de la sous-préfecture de Tanene, au pays Bouramaya, se plaignaient de ce même isolement. Dans ces villages, il n'y a pas de magasins, mais les habitants sont habitués à faire leurs achats auprès des vendeurs ambulants, qui leur vendent du pain, du poisson et d'autres denrées. Or, suite à Ebola, la pirogue que les vendeuses de poisson de Koba empruntaient pour se rendre à Dixinn Bouramaya avait été supprimée. Les voisins, certainement influencés par certaines croyances, selon lesquelles les victimes d'Ebola seraient frappées par une malédiction, évitaient de fréquenter les concessions touchées. Par exemple, à Dixinn Bouramaya, l'un des raccourcis qui menaient au marigot, emprunté par tout le monde, a été délaissé par tous les villageois, car il passait près de la cour de la famille Bangoura, décimée par l'épidémie d'Ebola. Le même phénomène a été remarqué également en milieu urbain, notamment à Dubreka Km 36 et dans le quartier Dar-Salaam de Conakry, dans la commune de Ratoma. À l'entrée du Dubreka, au grand carrefour appelé km 36[12], une famille a été victime d'Ebola : une jeune femme, qui vivait chez son père avec son mari chômeur, a été contaminée et elle a été emportée par l'épidémie d'Ebola avec ses deux enfants. Son mari contaminé, qui s'était courageusement rendu au CTE aux premiers symptômes de la maladie, a survécu. Son beau-père, propriétaire de la concession, auprès de laquelle se situait une mosquée, vivait mal l'isolement et la stigmatisation dont cette famille était désormais victimes, bien après leur mise en quarantaine : « C'est *Dieu qui a amené cette maladie. D'autres familles auraient pu être victimes aussi, mais Dieu a voulu*

---

[12] Ce nom dérive du fait que ce carrefour se trouve à 36 Km de la péninsule de Kaloum, au centre ville de Conakry. Il marque la fin de la capitale et le début de la préfecture de Dubreka.

ainsi. J'ai perdu ma fille et mes petits-enfants, mais grâce à Dieu leur père est sorti vivant du CTE, il est là. Tout ça, c'est de la volonté de Dieu. Nous sommes désormais perçus comme des gens qu'il n'est pas bon de fréquenter. Imaginez-vous, Monsieur, cette mosquée est presque dans notre cour : c'est pourquoi nous avons créé un point d'eau ici pour nos semblables musulmans. Ils venaient faire leurs ablutions ici et ils nous serraient la main. Maintenant, ils nous saluent à distance ».

À Conakry, dans le quartier Dar-Salaam, il y a eu des cas d'Ebola dans la concession familiale des Bangoura, léguée par un père de famille décédé à ses quatre garçons, qui vivaient dans la concession avec des locataires. Ici aussi, leur cour, qui était habituellement utilisée par les habitants du quartier comme un raccourci pour les piétons, n'était plus fréquentée. L'oncle maternel des quatre garçons, qui était venu habiter auprès d'eux et les réconforter pendant cette épreuve, était très étonné de cet isolement, au point de conseiller aux jeunes d'ériger, maintenant, un mur, de sorte à barrer le passage des voisins ingrats après la fin de l'épidémie. Derrière cette concession, des deux côtés d'une route principale, deux familles se font face, les Koulibaly, malinké, et les Barry, peul. Ils sont considérés comme les premiers habitants du quartier, dont les pères s'étaient installés dans une zone de Conakry très isolée, en affrontant ensemble les difficultés liées à l'aménagement dans un tel quartier. À Dar Salaam, comme dans d'autres quartiers de Conakry, la naissance de nouvelles solidarités urbaines a pu transcender les barrières ethniques, en créant des rapports fondés sur la proximité et le partage des mêmes difficultés (Botta Somparé et Somparé 2018). Un lien très fort a donc toujours uni ces deux familles, si bien que la famille Koulibaly, dont le père est décédé, a toujours considéré Monsieur Barry comme un oncle. Les Koulibaly ont donc été choqués de constater que, lorsque leur famille a été touchée par Ebola, leurs voisins, notamment les Barry, les ont évités : ils ne sont pas venus leur adresser les condoléances. D'ailleurs, les habitants de Dar-es-Salam et, plus précisément, le secteur où il y a eu des cas, avaient très peur de la stigmatisation : c'est pourquoi ils ont refusé le cerclage de leur secteur. De façon générale, les familles en situation de quarantaine, victimes d'Ebola, n'ont pas pu bénéficier du soutien moral de leurs parents ou voisins et de leur assistance financière dans le cadre des cérémonies des funérailles.

Les membres de ces familles n'ont pas pu participer non plus aux cérémonies familiales dans d'autres villages. Tel a été le cas des quelques habitants de Melandou, lorsqu'ils se sont rendus, bien après la fin de la quarantaine, à un enterrement dans un village voisin, où mon interlocuteur, un homme d'environ cinquante ans, avait perdu un oncle : *Nous étions vraiment fatigués de tout ce qui s'est passé ici, où il y eut trop de décès. Nos parents des villages voisins ne pouvaient même pas venir nous saluer afin de nous soutenir un peu, parce qu'il y avait Ebola. Maintenant qu'Ebola est parti, grâce à Dieu, nous, on a voulu les saluer, à l'occasion du décès d'un oncle. Mais dès qu'on est arrivé au village, on sentait qu'ils nous regardaient autrement. On a surpris même certains qui nous montraient du doigt, en murmurant : « Regarde, ce sont ceux de Melandou, où il y a eu Ebola ». On sentait qu'ils avaient peur de se rapprocher de nous, de nous parler comme avant. Ebola n'est plus là depuis deux mois, mais eux, ils continuent de nous regarder comme ça. Lorsque nos femmes vont dans les marchés aussi, elles sont regardées de la même manière. Finalement, nous cherchons à rester chez nous, en nous contentant de ce que PAM et certains de nos parents nous envoient ».*

Il y a eu aussi des habitants de certains villages touchés par l'épidémie qui sont restés volontairement dans des situations d'auto-confinement, soit parce qu'ils ne voulaient pas contaminer les habitants des villages voisins, soit parce qu'ils avaient peur de s'exposer au rejet ou à la stigmatisation. Tel est le cas d'un enseignant de Melandou, originaire d'un autre village, qui est resté auprès de ses élèves et de leurs familles, par solidarité et sens de la responsabilité : « *Dieu a fait que la maladie-là m'a trouvé ici. Je travaille ici depuis longtemps, et je pense que moi et ce village, nous sommes unis pour le meilleur et pour le pire. Je ne sais pas si je vais avoir Ebola et contaminer d'autres personnes, donc je préfère rester ici.* »

Ces familles se sont donc retrouvées dans une situation inhabituelle d'isolement et de solitude : privées du soutien de leurs proches, elles n'ont pas pu bénéficier de soutien psychologique face au deuil. Dans la Riposte, les véritables psychologues étaient très rares : ce vide était rempli, tant bien que mal, par des médecins ayant acquis, au cours de leur formation, quelques notions de psychologie, ou par des communicateurs. L'apport des psychologues aurait été précieux, aussi parce que beaucoup de contacts étaient dans une situation d'extrême anxiété face à la possibilité de développer la maladie. C'est aussi ce manque de soutien psychologique qui a amené beaucoup de personnes à s'adresser à des marabouts, qui prennent souvent en charge, de manière traditionnelle, les problèmes psychologiques de leurs clients.

Les populations des localités frappées étaient conscientes du danger que l'épidémie d'Ebola constituait pour le lien social. Certaines mesures imposées par la Riposte, contraignantes mais nécessaires, telles que l'interdiction de se saluer en se serrant la main, ont été rejetées car elles concernaient des gestes, telles que la salutation, essentiels pour établir le contact et exprimer la solidarité. On sentait que cette interdiction ne menaçait pas seulement le respect des traditions, mais qu'elle portait atteinte au lien social, en transformant les amis, les voisins et les parents en vecteurs potentiels de la maladie, en semant la suspicion et la méfiance au sein de petites communautés très soudées. (Sompare et Botta Sompare 2015). D'autre part, Ebola a aussi renforcé le lien et les solidarités au sein des villages et des quartiers qui n'ont pas été touchés, qui se sont repliés sur eux-mêmes comme des forteresses, convaincus que la maladie pourrait seulement venir d'ailleurs, apportée par des étrangers, ou par des opérateurs de la Riposte perçus comme des individus malfaisants. D'où certaines réticences à accepter la présence des opérateurs de la Riposte lors des enterrements, ou le refus de certaines communautés urbaines d'installer des CTE dans leur quartier. De plus, les opérateurs de la Riposte, tout en essayant d'établir un contact avec les populations et de se faire accepter, étaient tenus au respect de ces mêmes consignes de sécurité. Ils ne pouvaient pas saluer, ni accepter l'eau ; ils devaient se tenir à une distance de sécurité des contacts. Bref, ils étaient obligés d'adopter un comportement qui pouvait être interprété comme de la froideur, dans un contexte où les gens sont très habitués à se toucher pour exprimer leur bienveillance.

4.4. La mobilité, la fuite des contacts et l'apport de la socio -anthropologie

À la lumière de ce qui précède, nous pouvons comprendre aisément que la mobilité ou la fuite des personnes en situation de contact ne sont pas étrangères aux impacts très contraignants des mesures de la Riposte sur le plan économique et social, voire psychologique. Rappelons-nous que pour circonscrire et éradiquer rapidement l'épidémie le suivi des contacts, c'est-à-dire des personnes qui ont été en contact avec les malades et sont susceptibles de développer la maladie, est essentiel. Cependant, une seule chaîne de contamination pourrait être composée de cent à deux cents personnes à suivre. Le déplacement non contrôlé de l'un d'entre eux, qui serait susceptible de développer la maladie ailleurs, où il n'est pas suivi médicalement, favoriserait la naissance d'une nouvelle chaîne de propagation de l'épidémie. Or, il y avait souvent des cas de mobilité ou de fuite de certains contacts, ce qui préoccupait énormément les responsables médicaux de la Riposte. Comme d'habitude, quand il n'y a pas de solution au niveau de la santé publique ou de la médecine, on se tourne vers les socio-anthropologues pour essayer de cerner les conduites des individus et apporter des solutions adéquates. Pendant l'épidémie, nous ne connaissions aucune étude d'anthropologie appliquée prenant en compte le problème de la fuite des contacts, même si Hewlett et Amola (2003) évoquent le problème de la fuite des populations des villages ougandais touchés par Ebola, en la présentant comme une mesure prophylactique locale, dictée par la volonté de s'éloigner des foyers d'infection. Nous pensons que le repérage des contacts peut être l'un des domaines dans lesquels l'apport des socio-anthropologues apparaît plus important. À notre avis il est lié, mais ne coïncide pas, avec l'identification des chaînes de contamination à travers une analyse fine du lien social, qu'Epelboin (2009) considère comme l'une des principales contributions de l'anthropologue dans une épidémie.

Les collègues médecins, qui avaient en général une conception un peu confuse de la sociologie, comptaient surtout sur notre capacité à entrer en contact avec les communautés, pour procéder à des médiations pour obtenir des informations sur les contacts en fuite. Cela amènerait complètement le sociologue à modifier sa posture, en jouant un rôle qui s'apparente plus à celui d'un médiateur ou d'un détective. En même temps, on ne peut pas se mettre à chercher les fuites de contact dans le néant. En tant que socio anthropologue, j'ai pensé à certains acquis de l'anthropologie de la famille et de la parenté et à la notion de la division du travail selon le sexe et l'âge, au temps social des adultes, au temps de travail et de loisir des jeunes, comme des éléments permettant d'émettre des hypothèses pour retrouver les perdus de vue. Nos observations montrent que les différents groupes sociaux n'ont pas subi de la même manière les contraintes de la Riposte et, par conséquent, leurs réactions ont été différentes.

4.4.1. La tentation de la mobilité selon le sexe et l'âge

Comme la division du travail selon le sexe, en tant que fondement de la domination masculine, a attribué aux femmes des tâches domestiques répétitives, notamment la cuisine, l'entretien de la maison, des maris et des enfants et l'élevage des volailles, elles sont prédisposées à mieux supporter les contraintes du micro-cerclage. D'ailleurs, la socialisation des filles vise surtout à faire d'elles de très bonnes futures épouses qui ne quittent pas souvent la maison, contrairement aux hommes qui sont autorisés, voire incités, à sortir souvent, conformément à leur socialisation. En milieu rural peul, mais aussi chez d'autres ethnies, les petites filles sont encouragées à pratiquer des jeux qui les rattachent à l'espace domestique, telle la dînette, alors que les garçons, en jouant au cerceau, ou en trainant de petites voitures, s'habituent à sillonner très tôt les ruelles du village (Botta Somparé 2015).

Même l'occupation et la répartition de l'espace de vie attribuent aux femmes l'intérieur de la maison et la cour arrière (le dedans), alors que la façade extérieure et la terrasse (le dehors) sont réservées aux hommes. Autant il est valorisant, pour un homme, d'être dehors, autant il est apprécié qu'une femme reste à l'intérieur, dans la cuisine ou dans la cour-arrière. D'ailleurs, en ville, il est souvent conseillé aux hommes, même aux chômeurs, de sortir le matin, pour éviter que leurs femmes ne leur manquent de respect.

Il y a lieu de noter cependant que, dans les villages de la Guinée maritime, le temps de travail des femmes est beaucoup plus important que celui des hommes et des citadines. Elles sont également impliquées dans les travaux champêtres, où elles ont des tâches minutieuses, méticuleuses et pénibles mais peu perceptibles et donc moins valorisées, telles que le désherbage du riz. Huguette Dagenais (1987), en prônant l'adoption d'une méthodologie féministe dans la recherche en anthropologie, considère justement que l'une des missions d'une recherche féministe est celle de mettre en lumière le travail « caché » des femmes. Cela entraîne une analyse plus fine de la division du travail selon le sexe, capable de rompre avec l'invisibilité du travail féminin en considérant certaines tâches qui aggravent la fatigue des femmes sans pour autant être prises en considération, telles que le fait de porter des enfants en travaillant. Quant aux hommes, ils ont des tâches ponctuelles, plus visibles voire spectaculaires et plus valorisées socialement, qui exigent plus de force physique, notamment le défrichage, le labour, la construction des maisons et des clôtures, etc. Ces tâches, qui ne sont pas quotidiennes, prennent moins de temps par rapport au travail des femmes. Dans les villages de la sous-préfecture de Tanene nous avons observé que la mobilité des contacts était surtout due aux contraintes du travail agricole, surtout pendant la saison pluvieuse. En particulier, à Kawonso, à l'instar de la majeure partie villages de Bouramaya les habitants pratiquent l'agriculture intensive dans des plaines situées très loin du village. Il est d'ailleurs frappant de constater que, même à la prière du vendredi, il n'y avait qu'une dizaine de personnes, puisque tous les autres étaient aux champs.

Le temps social des hommes est beaucoup plus important, car ils ont le loisir de se retrouver et de discuter devant les mosquées après la prière ou dans les assemblées autour du thé, qui constitue un espace de sociabilité très important dans la plupart des villages. Il s'agit aussi d'un lieu d'information, de désinformation, de fabrication et de diffusion des rumeurs. Dans ce cas, les hommes en situation de quarantaine ont une tentation plus forte de se déplacer, pour se rendre à la mosquée ou à des cérémonies.

Quant aux femmes, elles s'occupent des activités de cuisine et de ménage après le travail champêtre afin de préparer le dîner, plus important et régulier que le repas de la journée. Il y a lieu de souligner cependant que les courses quotidiennes de la cuisine ou du marché hebdomadaire occupent également les femmes, surtout celles qui sont impliquées dans les activités de commerce. Les femmes seraient donc tentées de se rendre au marché ou à des réunions des seré , des associations féminines qui constituent un espace privilégié de convivialité.

4.4.2. Les femmes en fuite et le fardeau du mariage.

De manière générale, les femmes ont été très exposées à l'épidémie, car elles s'occupent de la nourriture, de l'hygiène et de la santé des malades. À présent nous n'avons pas encore de statistiques précises indiquant le nombre de femmes en situation de fuite, mais nous avons remarqué cependant qu'elles étaient plus nombreuses à quitter leur foyer conjugal pour se réfugier dans leur famille d'origine. Elles avaient tendance à se rendre chez leurs pères ou grands frères pour rechercher un réconfort sans fuir forcément. C'est ainsi que nous avons tenté de donner un sens anthropologique à cette conduite féminine en situation de crise sanitaire et de détresse des familles et des individus concernés par l'épidémie, afin de l'appréhender et de mieux comprendre.

Comme nous sommes dans des sociétés sédentaires patriarcales où la résidence est virilocale ou viri-patrilocale et la filiation est patrilinéaire, ce sont les femmes qui quittent leurs familles après le mariage pour rejoindre leurs maris dans la maison et dans les familles de ces derniers. D'où l'expression symbolique du mariage en soussou : une femme mariée dit qu'elle se trouve désormais « khèmè ta » (chez le mari), avec une expression révélatrice de l'importance de la dimension virilocale de la résidence dans l'institution du mariage.

« Khèmè ta » signifie littéralement « le village de l'homme ou le pays des hommes ». L'expression « khémè ta » évoque implicitement toutes les contraintes, les difficultés auxquelles sont confrontées les épouses et qu'elles sont tenues de surmonter, au point de faire apparaître le mariage comme un lieu de souffrance et d'épreuves. Les femmes constituent le fil du lien social qui relie les différentes localités villageoises et ce lien de parenté pourrait être à la fois le fil conducteur de la propagation de l'épidémie et de la fuite des contacts féminins. Dans ce cas les femmes mariées, notamment dans des situations de quarantaine, sont très motivées à rejoindre leurs familles d'origine dans leurs villages natals respectifs, afin de bénéficier du réconfort, du soutien psychologique et de l'affection qu'elles trouveraient difficilement dans leurs belles familles. Leur tentation de partir dépend aussi des relations qu'elles entretiennent avec leur belle-famille et de l'interprétation que leur entourage fait de leur maladie, en l'attribuant par exemple à une coépouse malfaisante. À l'occasion de cette épidémie, certaines femmes se sont retrouvées dans une situation de violence basée sur le genre, car elles ont subi certaines contraintes ou souffrances en raison de leur appartenance sexuelle. Tel est le cas d'une femme en situation de contact dans un village très touché par Ebola, qui n'aurait pas dû se déplacer. Lorsque son enfant, âgé de quatre ou cinq ans, est tombé malade, elle a transgressé les interdictions et elle a quitté Forecariah pour revenir dans le village, situé près de la route entre Dubreka et Tanene. Le fait de quitter une zone contaminée avec un enfant malade, faisait d'eux des cas suspects qu'il fallait emmener à l'hôpital. Or, ses voisins l'ont découragée de monter dans l'ambulance de Croix-Rouge, en lui disant que, lorsque quelqu'un montait dans un tel véhicule, il risquait de ne plus revenir. Elle ne voulait pas non plus se séparer de son enfant pour qu'il soit envoyé au CTE sans elle et elle a enfin obtenu de s'y rendre avec lui. En même temps, son mari refusait qu'elle revienne dans son foyer, parce qu'elle s'était déplacée sans son accord. Seules les femmes se retrouvaient dans de telles situations de tiraillement entre la famille d'origine et le foyer conjugal. Il y a lieu de noter aussi que de tels tiraillements, mis en évidence par la situation de l'épidémie, apparaissent aussi dans d'autres situations. Nahara Feldman (2011), en décrivant les rapports sociaux de sexe au Mali, exprime bien la difficulté des femmes qui rencontrent des problèmes dans leur mariage à retrouver un abri, même provisoire, au sein de leur propre famille. En instance de séparation, elles se retrouvent dans une situation de double étrangeté, par rapport au mari et à la belle-famille, mais aussi par rapport à leurs propres parents, pour lesquels la séparation représente un déshonneur, la rupture d'un pacte scellé avec les beaux-parents. Du coup, elles vivent une situation de solitude sociale et de fragilité qui les retient souvent dans leur foyer conjugal. Les membres des familles, victimes de fausses informations et de rumeurs sont également très tentées de venir chercher leurs filles, sœurs, ou cousines en leur exprimant ainsi leur solidarité. C'est pourquoi, d'ailleurs, dans la sous-préfecture de Tanene (Dubreka) parmi les contacts en fuite il y avait beaucoup de femmes mariées originaires des villages environnants. Tel est le cas de la dernière chaîne de contamination de l'épidémie dans la sous-préfecture de Tanene, notamment dans les villages de Dembaya, Kawonso et de Dixinn Bouramaya. Cette femme, mariée à Dixinn Bouramaya et originaire de Dembaya, souffrait d'une maladie chronique qui l'a amenée à tenter d'abord la médecine traditionnelle, avant de décider d'aller soigner enfin à Conakry à l'hôpital Ignace Deen. Elle y a séjourné sans savoir que, dans la même salle, il y avait une patiente qui a développé plus tard les symptômes d'Ebola. En toute vraisemblance, selon les enquêtes des médecins superviseurs, elle a été contaminée là-bas, sans le savoir. En se sentant malade, elle est revenue de Conakry vers son village natal, en passant rapidement chez son mari à Dixinn Bouramaya, puis en se réfugiant auprès de sa mère. À Dembaya, elle n'a pas été logée dans la grande maison familiale, mais dans un hameau, où elle a contaminé tout le voisinage. La chaîne de propagation de l'épidémie de Fonfonmeré, considéré comme un quartier périphérique de Conakry, mais relevant de la préfecture de Dubreka, a aussi été engendrée par les déplacements d'une femme. Lorsqu'une femme mariée à Kindia, où elle est tombée malade, a demandé à son frère d'organiser son évacuation en voiture, ce dernier s'est exécuté. Il a accueilli sa grande sœur malade en cachette, en la faisant arriver au cœur de la nuit et il l'a hébergée malgré ses symptômes : c'est ainsi que la malade a contaminé sa femme, qui s'occupait d'elle, et d'autres membres de sa famille.

4.4.3. Le temps et les espaces de loisir des enfants face aux contraintes de la quarantaine

Les enfants sont très impliqués dans les activités productives, mais ils s'absentent aussi de leurs ménages pour jouer. Nous avons signalé que, lorsqu'on ne les trouve pas dans leurs foyers, ils pourraient être en train de jouer au marigot, dans l'esplanade devant l'école, sur les terrains de football. Il faut aussi savoir que les enfants circulent beaucoup dans les villages, où des relations de confiage font en sorte qu'un enfant puisse habiter de manière stable chez d'autres personnes que ses parents. (Lallemand 1993) La nuit, les enfants se livrent à des jeux dans les ruelles du village et ils peuvent se regrouper pour dormir dans la famille d'un ami. Les jeunes garçons partagent les chambres souvent avec leurs amis par affinité et indépendamment de leur appartenance familiale. Ces aspects doivent être intégrés lorsque les enfants ne sont pas retrouvés dans leurs foyers. Un autre élément à prendre en compte est l'école coranique, que les enfants fréquentent trois fois par jour, au petit matin, vers quatorze heures et vers dix-huit heures. Il y a lieu de noter aussi que le confiage a servi, dans certains cas, de fil conducteur d'Ebola tout en rendant difficile le suivi des contacts. Le confiage, qui peut avoir lieu au sein du même village ou de la même zone rurale, se nourrit aussi de l'interdépendance entre ville et campagne, dans la mesure où des villageois envoient leurs enfants chez des parents citadins afin qu'ils soient éduqués en ville. Les filles qui sont à l'origine de la dernière chaîne de contamination de la préfecture de Forecariah, plus précisément du village de Tana, s'inscrivent dans ce cas. Deux filles en confiage, originaires d'un village de pêcheurs de la préfecture de Forecariah, Ditin, étaient en confiage dans la famille Bangoura, commune de Ratoma, quartier Dar — Salaam où leur grande sœur était mariée. L'aînée des deux est d'abord tombée malade et est morte au C T E sans pouvoir revoir ses parents au village, qui n'ont pas pu assister aux cérémonies de funérailles. C'est ainsi que la petite sœur est tombée malade ; elle a été envoyée d'abord à l'hôpital

Donka, avant de passer par deux cliniques, mais la fièvre d'Ebola n'a pas été diagnostiquée. Cette fois-ci sa mère a demandé son évacuation au village, en disant : « *J'ai déjà perdu ma première fille, dont je n'ai pas vu le corps ; il ne faudrait pas que je perde maintenant ma deuxième fille sans la voir* ». C'est ainsi que la fille malade a été embarquée dans un taxi, puis dans une pirogue, avec laquelle elle a été transportée à Ditin ; après avoir revu sa mère, l'assistant d'un guérisseur est venu la chercher pour l'amener dans son village, appelé Tana centre. C'est ainsi que l'assistant, le guérisseur et plusieurs membres de sa famille ont été contaminés par la fièvre d'Ebola, que la fille avait désormais développé.

4.4.4. La mobilité des contacts en milieu urbain

La mise en place des mesures de santé publique à Conakry, surtout dans les quartiers les plus pauvres et enclavés, s'est heurtée à des difficultés spécifiques en milieu urbain, en particulier en ce qui concerne l'identification et le suivi des contacts. En milieu rural, il a été relativement facile de circonscrire l'épidémie en repérant les contacts, car les quartiers des villages, plus petits, sont habités en général par les membres d'une même lignée. De façon générale, les populations du milieu rural guinéen sont plus homogènes parce qu'elles exercent les mêmes activités économiques, notamment l'agriculture et l'élevage. C'est pourquoi les possibilités de regroupement des populations pour transmettre des messages et des consignes de la Riposte ont été plus nombreuses en milieu rural. Par contre, en milieu urbain, la complexité de certaines structures familiales complique le repérage des contacts, car elle obéit aux exigences des sociétés modernes africaines, où les individus cherchent à vivre en ville avec peu de moyens financiers, sans pour autant couper les ponts avec la famille élargie et le village. Certains chefs de famille se réorganisent par exemple, en laissant au village l'une de leurs femmes à tour de rôle. D'autres chefs de familles polygames peuvent avoir deux ou trois épouses, logées dans des résidences différentes, parmi lesquelles les enfants et les adolescents circulent incessamment. (Le Bris, Marie. Osmont, Sinou : 1987) Aussi arrive-t-il parfois, s'il n'y a pas suffisamment de places à la maison que les enfants les plus âgés ne viennent que pour manger dans la grande famille, mais qu'ils dorment chez les amis ou dans une chambrette louée à cet effet. Notons aussi que, à part le centre-ville, constitué par la presqu'île de Kaloum, les rues de Conakry n'ont pas d'adresse, ce qui complique toute opération de recensement. De plus, la majeure partie des familles de la capitale vivent grâce aux petites activités du secteur informel, où les hommes sont des ouvriers artisans et leurs femmes exercent de petites activités de commerce. C'est pourquoi il était très difficile d'assurer le suivi des contacts qui, ne pouvant compter sur aucun salaire, étaient souvent contraints de se déplacer afin de gagner leur pain, que l'on appelle dans le contexte guinéen « la dépense » ou « le prix de la sauce » pour le repas quotidien. Tel est le cas de Monsieur Bangoura, chauffeur du quartier Darsalam de Gbessia à Conakry. Ce dernier était absent de la maison dès le deuxième jour de sa quarantaine ; c'est à la gare routière de Madina qu'il a été retrouvé en train d'embarquer ses passagers pour aller à l'intérieur du pays. Bangoura a justifié son absence par le fait qu'il n'avait pas compris que la quarantaine devait le priver de son activité professionnelle, source de recettes quotidiennes indispensables pour nourrir sa famille. Un autre jour, il a créé la panique au sein de la coordination de la Riposte de la commune de Ratoma, lorsqu'un superviseur a annoncé son absence de manière très alarmiste, en disant qu'il avait fui. Ce médecin était d'autant plus inquiet qu'il était convaincu d'avoir observé chez Monsieur Bangoura, des symptômes du développement de la maladie d'Ebola en lui. Le jeune chauffeur reviendra, deux heures plus tard, en justifiant tranquillement qu'il était parti déposer le repas de sa femme au CTE de Donka, avant de décharger, devant nous, trois sacs de 50kg de riz, fournis par le PAM, et les déposer, seul, dans son appartement. Au-delà, des difficultés de suivi des contacts dans le contexte urbain de Conakry, cet exemple montre aussi les conduites alarmistes, teintées de préjugés, de certains acteurs de la Riposte qui contrastaient avec le courage et la dignité des personnes en quarantaine, obligés de composer avec les contraintes de la Riposte et celles de la vie quotidienne.

De plus, en milieu urbain, des personnes dans une situation d'exclusion sociale n'étaient pas protégées. Nous avons assisté à des cas où un homme, dont on ne connaissait pas l'adresse, qui fréquentait les bars de Gbessia, en face de l'aéroport, a été retrouvé le matin couché dans un caniveau, où il a passé la nuit après avoir perdu connaissance. S'il suscitait la curiosité et les attroupements autour de lui, personne ne voulait le toucher, de peur d'être contaminé par lui. Le fait de n'avoir ni papier ni téléphone a rendu sa prise en charge par la Croix-Rouge très difficile. Quant aux jeunes du quartier, ils ne voulaient pas qu'il reste là-bas, où il pourrait constituer une source de contamination. D'autres habitants étaient choqués de voir passer les militaires et des opérateurs de la Croix-Rouge sans s'occuper de lui. Pour obliger les autorités à s'occuper de lui, il a fallu que les habitants barricadent les routes, en empêchant la circulation. L'homme, enfin hospitalisé, est mort le jour suivant au CTE, à cause d'une autre maladie, qu'il aurait pu surmonter s'il avait été pris en charge plus tôt. Un autre cas similaire concerne le cas d'une femme retrouvée malade au bord d'une route entre Dubreka et Kindia, après une aventure amoureuse avec un homme qui aurait mal tourné. Cette femme est tombée malade en tentant de rentrer chez elle à pied, sans moyens, et elle est restée longtemps sans assistance : les différentes coordinations préfectorales se reportaient sans cesse la responsabilité. De tels cas échappaient à la définition de cas de la Croix-Rouge, car il était difficile d'identifier la personne et de la prendre en charge. Dans d'autres circonstances, les passants se seraient empressés de secourir un malade, mais la peur d'Ebola, même chez des populations qui niaient son existence, empêchait les gens de s'occuper d'un étranger selon les règles traditionnelles de l'hospitalité. De tels exemples parmi tant d'autres montrent, encore une fois, l'effet ravageur d'Ebola sur les solidarités.

4.5. L'impact de l'épidémie et des mesures de la Riposte selon les catégories socioprofessionnelles

Nous avons montré ci-haut l'impact des mesures de la Riposte contre Ebola en Guinée sur les populations rurales et urbaines, en essayant de démontrer que les réactions à ces contraintes ont varié selon le sexe et l'âge des personnes concernées. Il est nécessaire maintenant de montrer comment cet impact varie selon l'appartenance aux différentes catégories socioprofessionnelles. L'intérêt d'une telle démarche qui consiste à souligner cette variation des impacts s'explique par le fait qu'elle nous permet de voir comment les populations ont réagi aux stratégies de la Riposte aussi en fonction de leurs intérêts catégoriels. Même si les protagonistes des réticences expliquaient leur conduite par la transgression des valeurs culturelles et religieuses, leur attitude était souvent dictée par la défense des intérêts économiques liés à leur activité professionnelle.

4.5.1. Les médecins et le personnel de santé

Les membres du personnel de santé, notamment les médecins, les infirmiers, les agents de santé, ont été les premiers à être confrontés à l'épidémie d'une maladie mystérieuse, dont on ne savait pas qu'il s'agissait d'Ebola. Ils ont payé également le tribut le plus élevé en vies humaines. Leur rôle traditionnel de médecin, qui consiste à aider les membres de la famille élargie ou de la communauté villageoise pour se soigner gratuitement, dans un contexte de pauvreté et d'absence de protection sociale, les a rendus plus exposés à cette maladie. Rappelons-nous qu'en Guinée forestière, l'épidémie d'Ebola s'est propagée en ville à partir de deux médecins, Dr Jonas et Dr Fassa, qui ont accepté d'accueillir et de soigner chez eux des parents et des membres de leurs villages d'origine ayant été contaminés. Certaines mauvaises habitudes des médecins, par exemple le fait de ne pas mettre les gants lors de la consultation, les ont également exposés à cette maladie mystérieuse.

Il y a lieu de souligner aussi que les médecins ont été les plus exposés aux critiques et aux rumeurs les désignant comme des assassins, qui tueraient les patients et propageraient Ebola sur ordre du gouvernement ou des Institutions Internationales. Suite à ces rumeurs, que l'on analysera plus loin, beaucoup d'hôpitaux se sont vidés, en privant les médecins à la fois de leur crédibilité et de leurs ressources financières, surtout dans le cas des jeunes docteurs stagiaires. Ceux-ci, en attente d'être embauchés par la fonction publique, survivent grâce aux recettes obtenues à travers des consultations informelles et d'autres faveurs envers les malades. Le 24 février 2015, à notre arrivée à Kissidougou, nous avons réalisé un entretien avec le médecin-chef de la médecine générale de l'hôpital préfectoral de Kissidougou et premier responsable du CETECOM (Centre de traitement Communautaire). Au cours de cet entretien, effectué avec notre collègue anthropologue David Nyereké, le médecin nous a expliqué que, depuis le début de l'épidémie, sa maison et l'hôpital, qui sont dans la même cour, étaient devenus, pour reprendre ses propres termes, « *un lieu hanté où personne ne voulait plus se rendre par peur de se faire contaminer* ». Après plusieurs cas de décès d'Ebola au sein du personnel de l'hôpital, qui avaient touché aussi ses collègues et son adjoint, ils étaient très isolés et stigmatisés dans la cour de l'hôpital, qui s'était vidé très rapidement de ses patients. Selon ce médecin, jusqu'à il y a un mois, lorsque les gens tombaient malades, ils évitaient de venir à l'hôpital, car certains patients et les membres de leurs familles, mal informés, pensaient que c'étaient les médecins qui étaient en train de contaminer les gens.

C'est ainsi que les hôpitaux avaient perdu leurs recettes, avec lesquelles étaient payés des membres du personnel de santé en situation de précarité, appelés contractuels. Par conséquent, ces derniers se sont naturellement retrouvés au chômage. Les travailleurs des hôpitaux qui sont fonctionnaires ont, certes, gardé leurs salaires, mais leurs revenus avaient nettement diminué, dans la mesure où les mêmes recettes étaient utilisées par eux comme un supplément de leurs maigres salaires. Ce sont les contractuels, des stagiaires et tous ceux qui viennent se débrouiller à l'hôpital afin d'avoir un peu d'argent quotidiennement, dans un contexte de chômage, de corruption et de clientélisme, plus nombreux que les titulaires, qui ont plus subi les impacts négatifs du manque de fréquentation des hôpitaux.

Comme les cliniques privées sont de loin plus nombreuses dans les villes, surtout à Conakry, que les centres de santé publics, elles constituaient des nids où se cacheraient des malades ayant des symptômes d'Ebola. C'est pourquoi certaines d'entre elles ont été fermées, d'autres ont été contraintes de respecter un minimum de normes médicales et d'hygiène. Il a été d'ailleurs déconseillé aux patients de fréquenter ces petites cliniques, où ils s'exposeraient plus facilement à l'épidémie en raison du manque d'hygiène et d'un personnel plus qualifié. Toutes ces mesures ont alimenté les frustrations des propriétaires de ces cliniques et des médecins, qui sont en général jeunes et peu expérimentés. Ils vivaient mal le fait d'être désormais soumis à l'inspection des médecins épidémiologistes de l'OMS, ce qu'ils ressentaient comme une menace pour leurs emplois et leurs revenus. En effet, à plusieurs reprises, le ministère de la Santé et les autorités communales avaient menacé de fermeture les structures privées qui ne respecteraient pas les normes médicales et les mesures d'hygiène, à travers un minimum d'équipements adéquats.

4.5.2. Les guérisseurs traditionnels

Les guérisseurs traditionnels sont très nombreux en Guinée et ils ont tendance à proposer plusieurs remèdes aux patients dont ils n'ont pas nécessairement l'expertise ou la compétence. Ils opèrent comme des généralistes qui ont appris leur métier sur le tas, en observant leurs maîtres qui les utilisent comme main-d'œuvre, tout en recevant de ces derniers des recettes ayant un aspect sacré. La médecine traditionnelle repose sur une bonne connaissance des plantes médicinales, mais leur degré de compétence et de niveau de spécialisation ne sont pas mesurés et certifiés par un diplôme. Les activités professionnelles des guérisseurs sont alimentées et légitimées par la croyance selon laquelle il y a des maladies qui ne sauraient être soignées à l'hôpital, pour lesquelles il faut obligatoirement consulter les spécialistes de la médecine traditionnelle. C'est ainsi que les tradipraticiens se sont positionnés comme un recours, une alternative pour pallier certaines limites de la médecine moderne ou du système de santé. Plusieurs patients, plus imprégnés de croyances traditionnelles et peu scolarisés, ont d'ailleurs recours à la médecine traditionnelle avant d'aller à l'hôpital où ils arrivent, le plus souvent, trop tardivement. Or, dès l'apparition de l'épidémie le ministère de la Santé et la coordination nationale avaient clairement annoncé que ni la médecine moderne ni les tradipraticiens n'avaient de remèdes pour cette nouvelle maladie en Guinée. On venait donc couper de l'herbe sous les pieds des guérisseurs, d'où le mécontentement de certains d'entre eux. Par contre d'autres ont interprété cette annonce comme un nouveau défi, en cherchant à tout prix à guérir des malades d'Ebola avec tout le risque que cela comportait, pour réussir là où la médecine moderne avait échoué.

De plus, les guérisseurs ont besoin de soigner les patients afin de gagner leur vie. Or, pour circonscrire rapidement l'épidémie afin de l'éradiquer, tout cas de fièvre ou de vomissement était désormais considéré comme suspect. Par conséquent il ne saurait être soigné par les guérisseurs. Du coup ces mesures contribuaient à leur faire perdre leur clientèle. C'est pourquoi certains guérisseurs, sous contraintes économiques, ont transgressé les règles en favorisant ainsi la propagation de l'épidémie, lorsqu'ils ont gardé des malades présentant les symptômes d'Ebola. Tel est le cas du guérisseur du village Tana centre, qui est à l'origine de l'apparition d'une nouvelle chaîne de contagion de l'épidémie dans la préfecture de Forécariah, en fin septembre 2015, dont nous avons déjà parlé.

4.5.3. L'impact de la Riposte sur les chasseurs et les vendeuses de viande de brousse.

L'interdiction de la consommation de la viande de brousse et de sa commercialisation a privé les chasseurs et les femmes vendeuses de leurs revenus financiers. Il y avait en Guinée, avant l'épidémie d'Ebola, une économie de viande de brousse qui fait vivre les chasseurs en milieu rural. Dans un contexte où l'élevage n'est pas développé, les viandes de brousses constituent un complément de protéines. Elle apparaît également comme une viande exotique ayant des vertus thérapeutiques dont sont friands plusieurs citadins qui la consomment dans les bars restaurants, appelés maquis, en buvant de l'alcool. Il y a donc, en Guinée, toute une filière d'acteurs économiques notamment les chasseurs, les commerçantes vendeuses, et les restaurateurs des bars où la viande de brousse est consommée. Malgré l'interdiction, certains vendeurs et restaurateurs ont continué à écouler leurs stocks pour continuer à gagner ou à minimiser les pertes. La persistance de ces ventes clandestines s'explique par le fait que dans le gouvernement n'a jamais réclamé les stocks de viandes de brousse pour les brûler ou les jeter, comme on le fait dans le cadre des drogues saisies par la police. Or son interdiction, jusqu'à nos jours, n'a pas été accompagnée de mesures alternatives visant accompagner ceux qui sont impliqués dans cette filière économique en les orientant vers d'autres activités, sources de revenus financiers. D'ailleurs, dès la déclaration de la fin de l'épidémie, les gens ont recommencé la vente et la consommation des viandes de brousse, notamment au bord des routes nationales de l'intérieur du pays. Il y a lieu de souligner cependant que beaucoup de consommateurs ont cessé d'acheter ou de consommer ces viandes en favorisant ainsi la reproduction de certaines espèces d'animales, tels que les singes, dont la survie était menacée.

4.5.4. La fermeture des écoles, des universités et l'impact sur les revenus des enseignants et des vendeuses de l'école.

La fermeture des écoles a également eu un impact socio-économique sur les enseignants, surtout ceux des écoles privées qui ne sont pas des fonctionnaires, en les privant simplement de leur source de revenus mensuels. Or en Guinée, surtout à Conakry, les écoles et les universités privées où les enseignants ont un statut précaire sont presque deux fois plus nombreuses que les établissements d'enseignement publics. Ce sont des jeunes diplômés chômeurs qui se tournent vers l'enseignement ou ils acceptent les bas salaires en attendant de trouver mieux. Au primaire et au secondaire, les enseignants gagnent entre 10.000 FG et 20.000 FG par heure et dans les universités les salaires varient selon les établissements de 30.000 FG à 50.000 FG. C'est en raison de ces taux honoraires très faibles que les enseignants accumulent des heures de cours en se surchargeant ainsi tout en affectant, du même coup, la qualité de l'enseignement. Ce sont les mêmes enseignants, en majorité très jeunes, qui viennent d'obtenir une licence ou une maîtrise, qui circulent en général d'une école ou d'une université à une autre à la recherche des heures de cours supplémentaires, dont ils ont été privés pendant la durée de la fermeture de quatre mois, d'octobre 2014 en février 2015. (Botta Somparé et Somparé, 2018) Or, ces jeunes diplômés sont en général des leaders d'opinion au sein de leurs communautés dont la majorité est analphabète, ou ils animent des débats dans les cafés, les bars maquis ou des grains. Les discours très critiques visant la Riposte, les rumeurs et la désinformation entretenues et diffusées dans ces lieux de rencontres ne sont pas indépendants de la frustration de cette catégorie socioprofessionnelle.

La fermeture des écoles et l'interdiction de vendre la nourriture dans les établissements scolaires, au début de l'épidémie, ont également privé les vendeuses de leurs sources de revenus. En effet, dans un contexte où il n'y a pas de cantine scolaire, la majeure partie des écoliers préfèrent prendre le petit déjeuner à l'école, en plus du goûter pendant la récréation. On peut compter, au niveau de chaque école de Conakry, une vingtaine de vendeuses de nourriture (le riz, haricots, spaghetti, etc.). Ces femmes, dont les maris sont en général des ouvriers précaires ou des chômeurs du secteur informel, étaient très mécontentes de ces mesures, qu'elles trouvaient injustes. D'autres auraient même tenté de saboter la Riposte, en répandant la rumeur selon laquelle la Croix-Rouge passe dans les écoles pour contaminer les enfants.

4.5.5. Les laveurs de corps et la Riposte.

L'interdiction de laver les corps au sein des communautés et dans les mosquées représentait un manque à gagner pour les personnes âgées et les responsables religieux des mosquées, qui étaient chargés d'accomplir cette tâche avant l'épidémie. Ils ont ainsi perdu leur prestige au profit des jeunes, recrutés par la Croix-Rouge à leur place. Dans un contexte où plus de la moitié des décès ont lieu au sein des communautés, en dehors des centres de santé et des hôpitaux, les corps des défunts sont d'abord lavés dans les familles ou dans la mosquée, où l'on doit également prier sur eux. Ce sont des personnes âgées jugées sages et discrètes qui lavent les corps, dans le cadre d'une division du travail selon le sexe et l'âge. On ne lave pas un corps de sexe opposé et les plus jeunes ne doivent pas non plus se mêler des activités de toilette funèbre des défunts beaucoup plus âgés. Après avoir lavé les corps, les membres de la famille endeuillée, notamment les plus proches du défunt, expriment leur reconnaissance et soulagement aux laveurs grâce auxquels leur parent va repartir propre dans l'au-delà, en leur donnant de l'argent dont la somme varie entre 50.000 FG et 200.000 FG, selon les moyens des familles concernées et du rang social de la personne décédée. Il y a également certains laveurs de corps, surtout les vieilles femmes, qui peuvent demander symboliquement en contrepartie aux familles endeuillées certains accessoires notamment des tissus, du savon, etc..

Il y a lieu de noter que les laveurs de corps ont également perdu leur prestige suite à cette mesure d'interdiction, car avant l'épidémie, ils se sentaient importants en accomplissant une tâche très délicate, qui exige beaucoup de courage et d'altruisme. Or, pendant Ebola, cette fonction était désormais accomplie par des jeunes peu expérimentés et qui étaient complètement profanes en la matière avant le début de l'épidémie. En recrutant plusieurs jeunes, jugés plus aptes à faire un travail qui exige beaucoup de force physique et d'endurance, la Croix-Rouge a contribué à diffuser le savoir-faire et le savoir-être du métier de laveurs de corps, qui étaient jusqu'alors détenus par quelques personnes âgées des différentes communautés. Du coup, ils ont perdu, à la fois, leurs revenus, leur prestige, et l'autonomie de leur métier. D'où la très grande frustration des laveurs de corps, très perceptibles dans les propos de l'un d'entre eux, un vieillard de Gbessia Port, commune urbaine de Matoto à Conakry : « *Moi, je suis plus âgé que tous ces gens que vous voyez devant vous ici, j'ai plus de 80 ans. Je suis le plus ancien laveur de corps de Gbessia. C'est pourquoi, même si je suis fatigué maintenant, quand il y a décès dans ce secteur, on m'informe toujours en me demandant d'aider ceux qui vont laver. Or quand il y a eu cette affaire d'Ebola, on nous a mis sur la touche en nous demandant de laisser les gamins de laver le corps. Ceux qui viennent dans les voitures blanches et rouges avec des tenues rouges. Ce n'est pas tout le monde qui peut laver un corps, à plus forte raison quand ils sont si jeunes. Ils n'ont ni le savoir, ni le secret pour voir le corps et surtout lorsqu'il s'agit d'une personne âgée, une personnalité, un grand-père de famille.* » Lorsque l'on a relancé l'entretien, en posant des questions sur la compensation financière perdue, il a poursuivi en nous précisant, avec beaucoup de sincérité : « *Même si on est pauvre et on gagnait un peu d'argent en faisant ce travail, on ne faisait pas pour ça seulement. Nous le faisions parce que nous sommes tous des êtres humains et c'est Dieu qui va nous récompenser, avec toutes les bénédictions qu'on reçoit de la part de nos frères musulmans* ».

Les gardiens des cimetières et ceux qui creusent les tombes font partie également de l'économie funéraire, car ils reçoivent de l'argent de la part de ceux qui ont assisté à l'enterrement. Lorsqu'ils font la collecte de petites sommes d'argent qui varient de 1000 à 10000 FG, que les gens donnent individuellement, ils peuvent gagner parfois jusqu'à la somme de 100.000, voire 200.000 FG, à l'occasion de chaque enterrement.

Les imams et certains chefs religieux des mosquées avaient également perdu une partie de leur pouvoir qui consiste, dans certaines localités, surtout en milieu urbain soussou, à accepter ou à refuser de prier sur le corps du défunt selon sa fréquentation de la mosquée. Il s'agit de soumettre le corps à une sorte de verdict populaire au sein de la communauté musulmane du quartier, que les gens redoutent par peur de déshonorer leur famille et ternir leur mémoire. Plusieurs chefs religieux utilisent cette procédure afin de mettre pression sur les jeunes, en les exhortant à fréquenter régulièrement la mosquée. Cette attitude trouve sa source dans un contexte où la prêches des chefs religieux, teintés de menaces, visent à exhorter les musulmans à adhérer entièrement à l'Islam en le pratiquant pleinement, faute de quoi ils ne sauraient éviter les sanctions divines de l'enfer. Par contre, depuis l'apparition de l'épidémie d'Ebola, lorsqu'il y avait un décès on était plus préoccupé de sécuriser le corps et de l'enterrer rapidement.

Les mesures de l'enterrement sécurisé, visant à éviter la propagation de l'épidémie, avaient fait disparaître une économie funèbre en affectant les intérêts de ses acteurs, notamment des personnes sans emploi qui vivent au jour le jour, grâce aux différentes sommes d'argent qu'ils gagnent à l'occasion de ces cérémonies. Cette dimension économique des activités funéraires, occultée par les revendications d'ordre culturel et religieux, n'a pas été souvent évoquée pour des raisons religieuses et pour la pudeur autour de l'argent en Guinée, surtout à l'occasion d'un décès.

En même temps, le recrutement des jeunes dans le cadre de l'enterrement digne et sécurisé, a favorisé l'apparition dans l'économie funèbre de nouveaux acteurs, souvent des chômeurs ayant un niveau de scolarisation leur permettant de distinguer et doser les différents désinfectants utilisés. Les nouveaux laveurs de corps ont justifié leur recrutement en opposant leur force physique, leur niveau d'instruction et leur capacité à supporter la chaleur provoquée par les tenues de protection à la fragilité physique et à l'analphabétisme des personnes âgées. D'où le conflit des générations dans le cadre de la lutte contre Ebola en Guinée, qui explique également pourquoi plusieurs responsables des mosquées ont continué à manipuler les corps, malgré les interdictions et les menaces de sanction. Les communautés avaient d'ailleurs demandé un transfert des compétences de la Croix-Rouge pour se charger de l'enterrement sécurisé. La Riposte avait accueilli cette demande avec réserve, en exigeant d'abord la formation des laveurs de corps. Malgré cette formation, qui a été organisée un peu partout, la Croix-Rouge a toujours gardé le monopole de la sécurisation de la gestion du corps et de l'enterrement.

4.5.6. Les transporteurs routiers, les taxis et les motos-taxis.

L'interdiction d'embarquer des passagers malades avec des symptômes d'Ebola, notamment les vomissements et la fièvre, et l'installation des check-points sur les routes de Dubreka Boffa, Coyah et Kindia, où l'épidémie a persisté longtemps, ont eu un impact négatif sur la catégorie socioprofessionnelle des chauffeurs et des conducteurs de motos-taxis. En Guinée, les transporteurs constituent l'une des couches les plus exposées à une telle épidémie, dans un contexte d'absence de transports en commun et publics, où les passagers s'entassent les uns sur les autres dans les taxis. Par exemple, le siège arrière d'une voiture de taxi accueille quatre personnes et le siège antérieur deux passagers : un taxi conçu pour cinq personnes en transporte donc sept, sans compter les bébés ou les petits enfants. De plus, les routes sont en général en très mauvais état. Même si l'une des mesures de la Riposte pour éviter la propagation préconise de ne pas se toucher en se serrant les mains lors des salutations, il est impossible de s'embarquer dans un taxi ou dans un bus sans se frotter avec les autres passagers, tout en transpirant beaucoup en raison de la chaleur et de la proximité. Dans ces conditions, les véhicules des transporteurs et leurs gares routières situées en général dans les marchés, où il y a une forte concentration humaine et un problème d'insalubrité, constituent des lieux potentiels de propagation rapide des maladies. Certains chauffeurs de taxi jugeaient les mesures de la Riposte très contraignantes car elles contribuaient, en même temps, à réduire les recettes journalières. Les chauffeurs touchent, en général, un salaire mensuel qui va de 150.000 à 200.000 FG, donc de 15 à 20 €, mais ils sont tenus de réaliser des recettes journalières au profit de leur patron pour pouvoir justifier ou augmenter leurs maigres salaires. D'où la course pour avoir plus de passagers en un temps record à Conakry, en obtenant ainsi rapidement le rendement escompté, avant de faire des voyages supplémentaires dont les recettes sont habituellement empochées comme complément du salaire. Les chauffeurs convoitent particulièrement les clients qui souhaitent commander un « déplacement », c'est-à-dire utiliser le taxi de manière privée, comme cela se fait en Europe, en demandant au chauffeur de les conduire à la destination qu'ils préconisent.

Puisque les recettes du déplacement sont nettement supérieures à celles du transport collectif, surtout si la destination est éloignée, elles permettent au chauffeur de jouir d'une marge bénéficiaire importante. Il est donc facile de comprendre pourquoi les chauffeurs étaient très tentés d'accepter de transporter clandestinement des malades suspects ou des cadavres dissimulés dans les coffres, en direction des villages où ils allaient être soignés traditionnellement ou enterrés en transgressant ainsi les mesures de la Riposte. À l'intérieur du pays, dans les préfectures où il n'y a pas, contrairement à Conakry, suffisamment de passagers pour permettre aux chauffeurs d'obtenir leurs recettes journalières, ils résistaient difficilement à la tentation d'accepter le déplacement d'un malade.

L'insuffisance des passagers en milieu rural, qui oblige les chauffeurs à attendre deux ou trois heures avant de partir, représente pour eux un manque à gagner, désormais aggravé par la concurrence des motos-taxis. Depuis la fin des années 2010, la diffusion des motos-taxis comme des biens nouveaux, pour paraphraser Georges Balandier, a amélioré les conditions de vie des paysans guinéens qui ne parcourent plus de longues distances à pied. Ils ont, en même temps, favorisé une forte mobilité des populations. C'est pourquoi, dans le contexte de l'épidémie d'Ebola, les motos-taxis qui se déplacent désormais d'un village à un autre, tout en reliant les villes et les campagnes, constituaient un sérieux vecteur de propagation de cette maladie. En s'imposant comme une alternative pour éviter les embouteillages en ville et pour se rendre dans les localités les plus enclavées, dont les routes sont en très mauvais état, et en acceptant de circuler à des heures tardives, contrairement aux voitures, ils ont été facilement utilisés clandestinement par certains malades d'Ebola. C'est en raison des caractéristiques énumérées ci — haut et de leur tentation de gagner rapidement assez d'argent que les conducteurs de motos-taxis, en général très jeunes, parmi lesquels il y a beaucoup de diplômés chômeurs, ont été particulièrement touchés par l'épidémie d'Ebola. De plus, le taxi moto expose incontestablement à la contagion plus que les voitures, dans la mesure où il est impossible de transporter un passager sur une moto sans se toucher : le conducteur est donc en contact direct avec son passager. D'ailleurs, les motos-taxis ont été interdites dans certaines localités notamment la sous-préfecture de Tanene, commune rurale de Dubreka où des motos-taxis ont transporté des malades d'Ebola qui ont été retirés par la force, avec une rare violence, d'une ambulance qui a été ensuite brûlée.

Cinquième chapitre : Politiques et pratiques de santé : Tomber malade, se soigner et mourir en Guinée

Le dysfonctionnement du système de santé guinéen et les stratégies d'adaptation des différentes couches sociales qui en résultent ont constitué un terreau très favorable à la propagation rapide de l'épidémie. Les mêmes réalités ont aussi représenté un obstacle à l'éradication de cette maladie. La réticence des populations guinéennes à se soigner pendant l'épidémie d'Ebola a souvent été interprétée comme une forme de résistance, ce que nous ne contestons pas. Nous croyons, cependant, que beaucoup des conduites observées pendant l'épidémie, comme la réticence à se rendre à l'hôpital pour se soigner, ou la méfiance envers les médecins, correspondent en réalité à des habitudes bien antérieures au début de l'épidémie. Elles s'enracinent, d'une part, dans les représentations de la maladie et, d'autre part, dans les interactions des patients avec le personnel de santé.

Le fonctionnement et les dysfonctionnements du système de santé, les stratégies du personnel soignant et des usagers qui en résultent, contribuent à la constitution d'un champ sanitaire, en empruntant ce concept à Pierre Bourdieu (1980). Les nombreuses incohérences et défaillances du système de santé, le décalage entre l'organisation prévue au niveau institutionnel et les pratiques du terrain, engendrent chez les individus des conduites spécifiques au secteur de la santé, où les actions de chacun pour préserver et améliorer sa position, tout en défendant ses intérêts, se répercutent sur les conduites des autres. On ne peut donc pas comprendre les choix thérapeutiques d'un patient sans prendre en compte sa position dans une structure constituée également par les membres du personnel soignant, par les entrepreneurs propriétaires des cliniques privées, par les représentants du ministère de la Santé et d'autres institutions qui interviennent dans le domaine sanitaire. À l'intérieur de ce champ, l'étude des interactions entre les soignants et les soignés, qui s'inspire des travaux de l'équipe dirigée par Yannick Jaffré et Jean Pierre Olivier de Sardan, s'avère particulièrement importante pour comprendre comment les différents acteurs déploient leurs stratégies et cherchent à atteindre leurs objectifs. Si Olivier de Sardan n'utilise pas directement l'idée de champ, son analyse très interactionniste recouvre les réalités désignées par ce concept.

5.1. Le système de santé guinéen : quels services pour les populations rurales et urbaines ?

La Guinée a un système de santé pyramidal. Sa base est représentée par les centres et les postes de santé. Comme le constate Doumbouya (2008), ces deux structures sont entièrement gérées par les communautés locales, qui les financent et s'occupent de leur gestion. Les centres de santé surgissent surtout dans les chefs-lieux des sous-préfectures, où ils sont rattachés aux Communes Rurales de Développement (CRD) en milieu rural et aux mairies dans le contexte urbain. Les postes de santé sont habituellement créés dans les villages chef-lieu des districts, qui correspondent à la plus petite unité du découpage administratif guinéen. Les postes et les centres de santé dispensent des soins de base, tels que les soins ambulatoires, les accouchements, le suivi prénatal, la vaccination (Doumbouya 2008). Certaines de ces structures sont construites grâce à l'aide des ONG et des Institutions internationales, dans le cadre de projets de développement. Nos observations sur le terrain, dans certains villages des différentes régions de la Guinée, nous ont montré que les populations locales adhèrent souvent à cette politique de décentralisation, en s'impliquant directement dans la construction et la gestion des postes et des centres de santé. Les ressortissants des villages concernés, qui habitent en ville mais cherchent à devenir notables dans leur village, tout comme les habitants les plus aisés et les plus influents, peuvent jouer un rôle particulièrement important, en finançant une partie du projet, ou en mettant à la disposition du nouveau centre de santé un terrain, un bâtiment ou une ambulance. On peut donc tracer d'emblée un parallèle entre ce qui se passe dans le secteur de la santé et celui de l'éducation : dans les deux cas, les politiques de décentralisation produisent une mobilisation des communautés villageoises et de leurs ressortissants les plus nantis, pour obtenir des services de base que l'Etat ne saurait fournir (Botta Somparé 2015). Ces deux secteurs ont un autre point commun : au-delà des infrastructures, l'un des principaux problèmes qui se posent en milieu rural est le manque de personnel : les instituteurs et les soignants affectés dans les villages refusent souvent de s'y rendre, découragés par ce que les Soussou utilisent comme qualificatif du milieu rural : *kharé,* le désert. Ce mot souligne les conditions de vie difficiles des villages aux yeux des citadins, liées à l'enclavement, au manque ou à la pénurie d'eau et d'électricité. Il y a donc, dans certains villages, un contraste frappant entre les structures de nouveaux centres de santé, qui ont bénéficié des dons des institutions internationales ou des ONG, et leurs locaux désertiques, où le personnel soignant est absent.

Au niveau supérieur, les hôpitaux préfectoraux rattachés à la DCS (Direction Communale de la Santé) sont plus grands et mieux équipés : ils bénéficient de la présence de plusieurs spécialistes, dont au moins un chirurgien, un gynécologue et un pédiatre. Enfin, au niveau régional, chacune des sept régions administratives de la Guinée, en plus de la région spéciale de Conakry, abrite une Direction régionale de la Santé, dont relève l'hôpital régional. Au sommet de la pyramide, les deux Centres Hospitaliers Universitaires (CHU) du pays se trouvent à Conakry. Leur capacité d'accueil, la présence de médecins renommés, en font des centres d'excellence du système sanitaire guinéen, où l'on retrouve toutes les spécialités médicales, y compris certaines qui, comme la psychiatrie, n'existent qu'à Conakry.

Si, suite à la décentralisation, il y a eu une amélioration de la diffusion des services de santé en milieu rural, en ville cette politique s'est heurtée à plusieurs obstacles, en obtenant moins de résultats. Ici, les difficultés sont liées à certaines caractéristiques sociodémographiques de Conakry, dont l'extension très rapide n'a pas été encadrée par une véritable politique d'urbanisation, de création d'infrastructures et d'équipements urbains. Ainsi, de très vastes quartiers de création récente ne possèdent pas de structures sanitaires publiques. Certes, dans la capitale, l'offre des services de santé publique est plus importante et les hôpitaux peuvent compter, parfois, sur des équipements performants et des spécialistes qualifiés. À part les deux CHU, on retrouve à Conakry cinq CMC (Centre médical communal), répartis dans les cinq communes urbaines et offrant les mêmes services que les hôpitaux régionaux ou préfectoraux.

En bas de la pyramide, les centres de santé ont la même structure et fournissent les mêmes services que des structures équivalentes en milieu rural. Cependant, les populations urbaines sont loin de s'y investir comme en milieu rural, tout simplement parce qu'elles ne choisissent pas où se soigner en fonction du découpage administratif qui les rattache, théoriquement, à un centre de santé plutôt qu'à un autre. Comme le soulignent Jaffré et Olivier de Sardan (2003 : 59), les itinéraires thérapeutiques des patients vont souvent à l'encontre des politiques de sectorisation, car ils choisissent plutôt des centres où ils ont des connaissances ou, ajouterions-nous, des cliniques privées sélectionnées en fonction de leurs moyens et de leurs appartenances communautaires.

En même temps, l'offre de services de santé publique demeure insuffisante dans la capitale, d'autant plus que les deux hôpitaux nationaux (dont l'un est fermé depuis janvier 2016) accueillent une importante population d'origine villageoise, qui vient à Conakry pour soigner les maladies les plus graves, qui ne peuvent pas être traitées en milieu rural. De plus, les hôpitaux sont inégalement répartis : des communes urbaines relativement peu peuplées, comme Kaloum et Dixinn, abritent le même nombre d'hôpitaux et de centres de santé que des communes beaucoup plus grandes, telles que Ratoma ou Matoto qui, avec ses 800.000 habitants, ne possède que six centres de santé et aucun CMC. Ainsi, dans un contexte de pénurie d'infrastructures et de libéralisme peu contrôlé, des entrepreneurs et des professionnels de la santé ont créé des cliniques privées un peu partout dans la ville de Conakry, notamment dans ses quartiers les plus enclavés, où l'Etat a souvent brillé par son absence en matière d'infrastructures et de services publics, que ce soit dans le domaine de l'éducation ou de la santé. Il est frappant de constater par exemple que, toujours à Matoto, il y a 198 cliniques privées. Pendant la période de lutte contre l'épidémie d'Ebola, l'équipe communale de la Riposte de Matoto a d'ailleurs constaté que 98 % des décès ont eu lieu en dehors des structures publiques, soit dans les familles, soit dans les cliniques.

L'essor des activités privées dans le secteur sanitaire, bien qu'il ait été encouragé par les institutions financières internationales, dans le cadre des politiques d'ajustement structurel, est cependant porteur d'inégalités sociales dans l'accès aux services de santé. Il draine également les ressources humaines du secteur public : la plupart des spécialistes qui évoluent dans les CHU, tout en donnant aussi des cours dans les Facultés de médecine de Conakry, ont un emploi du temps très chargé, car ils cumulent plusieurs emplois, puisqu'ils travaillent également dans des cliniques ou des cabinets privés, dont ils sont parfois propriétaires. Ainsi ces médecins, à l'instar de beaucoup de fonctionnaires, comblent par d'autres activités professionnelles les salaires insuffisants offerts par la fonction publique. Les Guinéens utilisent d'ailleurs le terme « petits champs » pour désigner des activités multiples permettant aux individus de diversifier et multiplier leurs sources de revenus. Les services des hôpitaux, pendant les absences des titulaires, sont confiés à des médecins moins expérimentés, qui coordonnent le travail d'un personnel de santé composé en partie par des jeunes médecins et infirmiers stagiaires.

5.2. Les stratégies et les itinéraires thérapeutiques des patients et de leurs familles

Les patients et leurs familles utilisent des stratégies et empruntent des itinéraires thérapeutiques très différents, qui varient en fonction de leurs revenus, de leur niveau d'étude et de leurs croyances. Il y a lieu de noter d'abord que l'automédication est une pratique courante, utilisée par tous les patients en milieu rural et urbain. La plupart des maladies, qui demandent des soins élémentaires dispensés par les centres de santé, sont souvent traitées dans les quartiers, en achetant des médicaments auprès des commerçants qui proposent des prix deux à trois fois moins élevés que les pharmacies. En ville, il y a des boutiques consacrées exclusivement à la vente des médicaments, qui concurrencent les pharmacies, alors que, en milieu rural, des vendeurs ambulants de médicaments sillonnent les villages. L'automédication est dictée par les conseils et les expériences des uns et des autres, auxquels s'ajoutent les suggestions des vendeurs. Elle s'explique par les coûts des produits dans les pharmacies, qui sont comparables aux prix de l'Europe, mais qui ne sont pas subventionnés par un système de santé public. Pour une bronchite, par exemple, on peut payer une ordonnance allant jusqu'à 20€ (200.000 FG), sans compter le prix de la consultation, dans un pays où les cadres supérieurs de la fonction publique atteignent rarement un salaire de 2 millions de Francs Guinéens (200€). De plus, des diagnostics approximatifs ou inexacts contribuent à entraîner les patients dans un cercle vicieux, où un grand nombre de médicaments est acheté pour soigner des maladies que l'on ne parvient pas à éradiquer, faute de les avoir identifiées avec précision.

Le recours aux guérisseurs est également très fréquent, surtout chez les individus imprégnés de croyances traditionnelles, qui imputent les causes de la maladie à des éléments magico-religieux, tels que la sorcellerie. Conformément au savoir populaire, il existe une classification des maladies qui pourraient être traitées à l'hôpital et d'autres pour lesquelles le recours à la médecine traditionnelle serait inévitable : entre autres les maladies mentales, les hémorroïdes, certains types de fibromes, etc. Dans beaucoup de cas, les patients naviguent entre la médecine traditionnelle et moderne, en réalisant un véritable « syncrétisme thérapeutique » (Jaffré et Olivier de Sardan 2003 : 99). Il est donc fréquent d'entendre des phrases telles que : « J'ai été à l'hôpital, j'ai essayé le médicament des Blancs, ça n'a pas marché, je tente maintenant le médicament des Noirs ». Il est important de souligner la difficulté, pour les autorités sanitaires, de contrôler cette situation, de connaître et d'encadrer les activités qui concernent la santé des individus. Dans toutes les communes de Conakry, par exemple, les mairies ont essayé de procéder à un recensement des guérisseurs, afin de formaliser leur existence et leurs activités, mais nos enquêtes au cours de l'épidémie d'Ebola nous ont montré plusieurs cas où les guérisseurs n'ont pas souhaité se présenter.

En cas de maladie, le choix d'un hôpital ou d'une clinique dépend de plusieurs facteurs, parmi lesquels la proximité avec le centre de santé public ne joue pas toujours un rôle important. Les gens semblent, tout d'abord, se soigner en fonction de leurs revenus. Même si on ne peut pas parler de l'existence de classes sociales dans la société guinéenne, il y a néanmoins des strates sociales entre lesquelles il existe de fortes différences en matière de conditions de travail et de vie et de revenu. Les grands commerçants et les hauts fonctionnaires ayant accès aux ressources de l'Etat, qui constituent une élite, choisissent habituellement de soigner les maladies les plus graves à l'étranger : en premier lieu au Sénégal ou au Maroc et, dans les cas particulièrement sérieux, en Europe. Une pratique répandue consiste à envoyer sa femme accoucher dans l'un de ces pays, où les risques liés à l'accouchement sont inférieurs par rapport à la Guinée ; de plus, si l'enfant naît en Europe, il obtiendra plus facilement des papiers particulièrement convoités. De tels déplacements constituent une pratique distinctive, dont les femmes sont souvent orgueilleuses : le fait d'aller accoucher à l'étranger est vécu comme une occasion de montrer la richesse et le prestige de son conjoint. Il en va de même pour la fréquentation de certaines cliniques de Conakry, modernes et luxueuses, dont la fréquentation est un signe de distinction. D'autres cliniques, moins somptueuses mais qui jouissent d'une bonne réputation, de locaux propres et équipements modernes, attirent en général un public constitué par une petite bourgeoisie naissante, composée par les travailleurs locaux des institutions internationales, par les employés de banques ou de rares entreprises privées qui « abonnent » leurs employés à des structures conventionnées. Pour les autres individus plus pauvres pour lesquels, comme l'expliquent Jaffré et De Sardan, l'ordonnance est un drame, le choix tombe sur le centre de santé le plus proche, sur les cliniques aux prix les plus accessibles, sur les lieux où l'on connaît quelqu'un. Ce dernier point est particulièrement important. Comme l'affirment Jaffré et De Sardan, les patients ordinaires, qui risquent d'être traités avec peu d'égards par le personnel de santé, cherchent forcément à se soigner là où ils connaissent quelqu'un, censé les aider à obtenir plus d'attention de la part des médecins et aussi des facilitations dans l'obtention des médicaments. Nous avons assisté, par exemple, aux consultations d'un médecin de la ville de Boké, qui visite gratuitement ses connaissances et va jusqu'à se procurer, pour certaines d'entre elles, des médicaments, qu'il achète à bas prix non pas à la pharmacie, mais chez un marchand de médicaments à qui il fait confiance. Les appartenances communautaires jouent aussi un rôle dans le choix d'une clinique : les patients sont souvent plus confiants lorsqu'ils savent qu'une clinique a été ouverte par l'un des membres de leur ethnie, ou par un ressortissant de leur quartier.

En dehors de la pauvreté, il y a d'autres facteurs qui amènent les individus à avoir recours à l'automédication ou à chercher des lieux où ils ont des relations. Il s'agit, avant tout, de représentations négatives et dévalorisantes des médecins, perçus comme des individus avides, pour lesquels le souci de gagner de l'argent facilement prime sur l'intérêt des patients ou, du moins, des malades anonymes, qu'ils ne connaissent pas. Dans les structures sanitaires, on demande systématiquement aux patients l'achat de produits nécessaires pour le traitement au sein de l'hôpital. Par exemple, le malade qui fait une crise d'asthme se verra demander le prix de l'oxygène utilisé pour le soulager et, s'il ne peut pas payer, il se verra refuser le traitement. De nombreux cas de décès surviennent car les familles ne sont pas à même de payer le prix des traitements. Cela constitue un autre facteur explicatif de la faible confiance des patients dans les structures sanitaires, d'autant plus qu'ils sont souvent surmédiatisés, avec des dénonciations tragiques et violentes des familles dans les radios et dans les journaux. Ainsi, les médecins, dont la morale et la déontologie sont remises en cause, ne sont plus considérés comme des professionnels dignes de la confiance de la population. Dans une logique d'action collective, les défaillances de quelques médecins sont imputées à toute la catégorie socio-professionnelle des acteurs de la santé, au sein de laquelle on ne fait pas toujours de véritable distinction. Beaucoup d'usagers appellent d'ailleurs tous ceux qui portent une blouse blanche « docteurs », même s'il s'agit, en réalité, d'infirmiers ou de sages-femmes. De manière générale, les opérateurs de la santé sont soupçonnés de vouloir gagner de l'argent aux dépens des patients et de leurs familles, en prescrivant des traitements non nécessaires, notamment des perfusions, en accélérant des opérations qui auraient pu être différées dans le temps et en privilégiant, en tout cas, leur intérêt personnel par rapport à la santé du malade. Cette représentation négative du personnel médical doit aussi se situer, à notre avis, dans un contexte plus vaste de méfiance entre les citoyens et les institutions de l'Etat et leurs représentants. Il y a une conviction très répandue selon laquelle, à tous les niveaux, les autorités ne sont pas soucieuses du bien-être des populations locales, mais cherchent plutôt à s'enrichir et à augmenter leur prestige et leur pouvoir. (Somparé et Botta Somparé : 2015) Dans ce contexte, les médecins, comme les enseignants, sont à la fois victimes et bourreaux : sous-payés, victimes d'un système qui les forme mal et les paye insuffisamment, ils n'hésitent pas à se rabattre sur les usagers pour en tirer des ressources.

Pendant l'épidémie d'Ebola, l'avidité supposée des médecins a été l'un des facteurs qui ont suscité la méfiance des patients et aggravé leurs réticences dans la fréquentation des hôpitaux. Le dispositif de la Riposte exigeait d'accorder une attention particulière à la santé de chaque patient. Les gens étaient constamment exhortés à se rendre à l'hôpital et, dans le cas des quarantaines et des micro-cerclages, ils étaient surveillés et examinés tous les jours. Finalement, comme le souligne Gasquet-Blanchard (2014), de telles mesures ont été vécues comme des injonctions, dans le cadre d'une gestion de l'épidémie perçue comme un processus de domination, comme « l'infiltration d'une forme de contrôle et de pouvoir dans l'espace de la quotidienneté ». La volonté de contrôler le corps des individus, que Foucault décrit comme une forme de « biopouvoir », apparaissait presque inexplicable pour des personnes habituées à tomber malades et mourir dans l'indifférence la plus totale de l'Etat, qui n'offre qu'une couverture très limitée à la population.

Pendant l'épidémie, les patients étaient exhortés, ou même obligés à fréquenter ces mêmes hôpitaux et cliniques qui les avaient toujours rejetés en raison de leur manque de moyens et de leur impossibilité à payer les traitements proposés. Pendant une campagne de recherche active des malades d'Ebola dans la préfecture de Forecariah, où les médecins se rendaient dans chaque foyer pour s'enquérir de la présence des malades d'Ebola, un homme d'une quarantaine d'années nous a dit : « C'est étrange. Depuis que la Guinée existe, quand quelqu'un est malade, il va à l'hôpital. On n'a jamais vu des médecins venir dans nos maisons pour voir si on va bien. C'est très surprenant, car nous n'avons jamais été les bienvenus dans les hôpitaux, puisque nous sommes pauvres. Maintenant, ils insistent pour nous envoyer à l'hôpital. Pourquoi est-ce qu'ils font ça ? ». En fait, dans ces occasions, les chefs de famille tendaient à nier systématiquement que quelqu'un était malade dans la maisonnée. Les hôpitaux de camp, installés pour soigner gratuitement toute sorte de maladie, étaient absolument désertiques.

Au-delà de la déontologie, les hôpitaux sont aussi craints en fonction des doutes qui planent sur l'incompétence du personnel de santé : à Conakry, chacun a une histoire à raconter par rapport aux erreurs médicales : elle peut concerner un parent à qui, par exemple, on a fait une perfusion contenant du glucose alors qu'il était diabétique, en causant sa mort. Il y a un foisonnement inquiétant de récits de ce genre, qui alimentent une profonde méfiance envers les médecins : on cherche alors le bon spécialiste, celui à qui on fait confiance et on le suit, même lorsqu'il change de lieu de travail, en quittant l'hôpital pour une clinique privée, ou en ouvrant son propre cabinet. Les doutes sur la compétence du personnel médical sont aussi alimentés par le fait que, en raison de la cherté des soins, de la méfiance, des préférences des certains patients pour la médecine traditionnelle, plusieurs malades ne se rendent à l'hôpital que lorsque leur état est déjà très grave : ainsi, l'hôpital est perçu comme un mouroir, au lieu d'être un lieu de guérison. De façon générale, les populations de la Guinée n'ont pas attendu l'épidémie d'Ebola pour exprimer leur méfiance envers les médecins, qui se traduit parfois par une généralisation glaçante : « Ici, les médecins sont des assassins ».

5.2.1. Itinéraires thérapeutiques et lien social pendant l'épidémie

Comme nous l'avons constaté ci-haut, les habitants de Conakry choisissent de se soigner principalement en fonction de leurs moyens et du lien social avec des membres du personnel de santé. Il est très révélateur, à notre avis, que la propagation même de l'épidémie d'Ebola ait suivi ce lien. Si nous retraçons l'historique de l'épidémie, nous pouvons observer que les habitants du premier village touché, Melandou, une localité enfouie dans la forêt du sud-est de la Guinée, ne se sont soignés ni dans le poste de santé de leur district, ni dans le centre de santé de leur sous-préfecture. Ils ont plutôt préféré se rendre à Guéckédou, où ils pouvaient compter sur l'accueil et la compétence de Dr Joseph, un médecin issu de leur communauté villageoise. C'est ainsi que ce dernier a été contaminé en hébergeant et en soignant ses parents malades sans se protéger. Lorsqu'il a ressenti les symptômes de cette mystérieuse maladie qu'il ne comprenait pas, Dr Joseph est allé se soigner à son tour auprès de son ami et cousin, Dr Fassa, un médecin très réputé de la grande ville de Macenta. Au lieu d'aller directement à l'hôpital, il s'est rendu d'abord au domicile de Dr Fassa où il a partagé la chambre avec le fils de ce dernier, en contaminant tous les membres de la famille, y compris le médecin. C'est à l'occasion des très longues funérailles de ces deux médecins et personnalités de la communauté Kissi, respectivement à Gueckedou et à Kissidougou, qu'Ebola s'est répandue rapidement dans les grandes agglomérations urbaines. En fait, leurs funérailles ont réuni des centaines d'individus qui, pendant trois jours, ont touché et embrassé les corps, selon les coutumes de cette ethnie, en témoignant leur estime et leur reconnaissance, mais en s'exposant, du même coup, à la contamination.

L'historique de la propagation d'Ebola montre donc l'importance de la relation personnelle entre le soigné et le soignant dans la détermination des parcours thérapeutiques. En faisant fi de la répartition territoriale des structures sanitaires, plusieurs personnes ont choisi de se soigner auprès de leurs connaissances, en préférant se rendre à leur domicile plutôt qu'à l'hôpital. De plus, la manière dont l'épidémie s'est propagée souligne, encore une fois, l'interdépendance entre la ville et la campagne.

Dans le domaine de la santé, les paysans qui n'arrivent pas à se soigner auprès des guérisseurs traditionnels ont d'abord recours à l'automédication, en achetant les médicaments dans les boutiques des chefs-lieux des sous-préfectures à l'occasion des marches hebdomadaires ou auprès des vendeurs ambulants qui sillonnent les villages. Dans la plupart des cas, ils ne se déplacent pour aller se soigner en ville que lorsque la maladie s'aggrave : ici, ils sont d'abord hébergés chez l'un des membres de la famille élargie ou de la communauté villageoise avant d'être hospitalisés. De plus, en raison de leur manque de pouvoir d'achat, les paysans comptent sur les membres de leurs familles élargies, qui sont salariés ou artisans en ville, pour les héberger et payer leurs soins. D'ailleurs, la propagation de la maladie à virus d'Ebola a obéi à cet itinéraire typique du patient villageois dans le cadre de la solidarité familiale et sociale, où le lien social sert de fil conducteur de la maladie. Or, les citadins aussi se soignent au village : quand ils ne parviennent pas à trouver un remède contre leur maladie à l'hôpital, ils se tournent vers les guérisseurs traditionnels, qui sont plus nombreux à la campagne qu'en milieu urbain.

Il faut aussi mentionner, dans ce cadre, la volonté des citadins d'être enterrés au village natal malgré les consignes officielles, interdisant le déplacement des cadavres : les malades, imprégnés de croyances traditionnelles relatives à l'importance des ancêtres, souhaitaient être enterrés auprès des vivants d'hier, de leurs familles dans leurs villages. D'où plusieurs tentatives des populations réticentes, visant à la transgression de cet interdit, en cachant les corps dans les véhicules de transport. C'est pourquoi plusieurs barrages ont été érigés et des fouilles de voitures ont été organisées sur les routes nationales et près des embarcadères. C'est dans ce cadre que des activités de sensibilisation étaient organisées régulièrement, en ville comme à la campagne, à l'attention des chauffeurs des transports en commun et des motos-taxis.

À Conakry, les moyens et le lien social amènent les individus à fréquenter souvent les cliniques privées, en particulier dans les quartiers les plus enclavés. Ces cliniques embauchent en général un personnel jeune et peu expérimenté, composé de beaucoup de stagiaires, utilisés comme une ressource humaine plus docile et peu coûteuse pour les entrepreneurs du champ sanitaire guinéen. De plus, il arrive souvent que les cliniques privées reçoivent des cas de maladies pour lesquels elles n'ont ni l'équipement adéquat, ni l'expertise pour les soins. Or, soucieuses de garder leurs clients, elles ne transfèrent pas les malades vers des structures mieux indiquées, malgré les indications du ministère de la Santé dans ce sens. Ce genre d'erreurs ou de fautes professionnelles, qui sont à l'origine de plusieurs décès, s'explique par l'incompétence de certains agents ou par leur volonté de profiter de chaque cas de maladie pour gagner de l'argent, au mépris de la déontologie de leur métier de médecin. De telles conduites, qui transgressent les règles organisationnelles du système de santé, sont également entretenues par l'existence de croyances religieuses teintées de fatalisme, favorisant la tolérance des familles victimes par rapport aux défaillances des médecins, dans un contexte où les erreurs médicales sont rarement poursuivies. Cela s'est produit également au début de l'épidémie d'Ebola, à l'hôpital Donka où les cas suspects n'étaient pas systématiquement transférés vers les CTE, soit pour des raisons économiques, soit pour préserver le lien social entre le malade et le personnel de santé ou le propriétaire de la clinique. Il y avait donc une forme de complaisance envers les malades, que l'on préférait garder au sein de la clinique, dans un environnement plus familier et rassurant par rapport au CTE. Cependant, les malades étaient de formidables vecteurs de contamination du personnel médical et des autres patients. De plus, ils étaient difficiles à repérer car la majeure partie des structures privées n'enregistrent pas toutes les consultations. Parfois, même si les responsables ou propriétaires de la structure ont la volonté de le faire, leurs médecins salariés ou stagiaires tentent d'effacer les traces de certaines consultations, afin d'empocher une partie de la recette. C'est pourquoi, pour les médecins épidémiologistes, il a été très difficile, voire impossible, de retracer les itinéraires thérapeutiques des contaminés d'Ebola qui étaient passés par les cliniques privées.

La Riposte s'est également heurtée, sur ce plan, aux défaillances du corps médical, liées au respect de certaines mesures d'hygiène, telles que l'utilisation obligatoire des gants. Certains responsables des cliniques et d'autres habitants des quartiers concernés justifient ce manque de respect des normes d'hygiène par le fait que ces structures privées n'ont pas suffisamment de moyens financiers, en nous rappelant qu'elles ont été créées aussi pour pallier l'insuffisance de l'offre sanitaire publique dans des quartiers déshérités, où l'Etat guinéen a brillé par son absence depuis plus de trois décennies. C'est pourquoi certains professionnels du système de santé pensent que « la méthode forte qui consiste à fermer les cliniques hors normes n'est pas la solution, car ils se cacheront toujours pour rouvrir et les populations en général viendront vers eux, en raison de leur proximité et de leurs moyens », pour reprendre les propos d'un médecin habitant dans un quartier où il y a plusieurs cliniques privées. Dans le cadre de la lutte contre Ebola, l'OMS, en collaboration avec les communes urbaines, a procédé à répertorier toutes les cliniques privées, où les jeunes médecins superviseurs se rendaient quotidiennement afin d'encourager le respect de certaines pratiques, notamment la tenue des registres de notification des consultations, l'utilisation des thermo flash pour la prise des températures des patients, le port des gants et le recours aux kits de lavage de mains. L'OMS, la Croix-Rouge, L'UNICEF, l'OIM, Médecins sans frontières et d'autres ONG ont aussi encouragé le respect des mesures d'hygiène en donnant gratuitement des matériels et des produits d'hygiène aux structures privées. Ces activités ont poussé certaines cliniques à respecter ces procédures, alors que d'autres n'ont jamais voulu adhérer à cette démarche, malgré les pressions et les menaces de fermeture, en parvenant à résister à ces injonctions en raison de la notoriété de leurs propriétaires.

Il y a lieu de souligner que pendant cette épidémie plusieurs cliniques privées ont donc répondu, du moins en partie, à une demande sociale de complaisance des malades, qui ne souhaitaient pas se rendre au CTE. Cela s'est produit aussi dans les villages, où les patients consultaient discrètement de jeunes diplômés en médecine pour se soigner, en cherchant ainsi à contourner le dispositif de contrôle sanitaire mis en place par la Riposte. Ainsi, les médecins désireux de soigner leurs clients ou leurs parents, en raison de leurs affinités ou pour un but lucratif, en dehors des structures spécialisées, ont été particulièrement exposés à l'épidémie.

Une telle peur de l'hôpital, qui devient désormais un lieu de contagion et de mort à éviter à tout prix, repose, certes, sur le terreau de méfiance envers le personnel médical que nous venons de décrire. Elle a cependant été amplifiée par le caractère inédit de cette épidémie et les mesures extraordinaires de santé publique qui se sont rendues nécessaires, même lorsqu'elles contrastaient avec des manières de traiter la maladie et le patient enracinées dans les valeurs culturelles de la société. La plupart des personnes suspectes d'avoir Ebola, hospitalisées au CTE, mouraient et, suite à leur décès, afin d'éviter toute propagation de la maladie au sein des familles et des communautés, elles étaient enterrées à l'insu des membres de leur famille. Ces derniers apprenaient leur mort à travers des appels téléphoniques. Comme le soulignait un habitant d'un village de Bouramaya, sous-préfecture de Tanene, « *Nous voulons voir nos morts et les pleurer, les enterrer conformément à notre coutume et à notre religion, mais parfois les gens n'ont même pas pris la peine de venir nous voir pour nous annoncer dans le respect leur décès. C'est au téléphone qu'on a appris le décès de mon frère et de sa femme ».* Pendant les premiers mois de l'épidémie, la Riposte, dépassée par l'ampleur de cette maladie, ne cherchait qu'à éloigner la maladie des populations le plus rapidement possible, sans pour autant penser qu'elle était en train, du même coup, d'éloigner des êtres humains qui avaient des liens très forts au sein de leurs communautés. D'où la déshumanisation, inconsciente et involontaire, des malades d'Ebola, considérés comme des vecteurs de la contagion, plutôt que comme des hommes et des femmes insérés dans le tissu social. Dans le souci de sensibiliser davantage les populations, la Riposte est allée jusqu'à annoncer que la maladie est incurable et qu'il faut donc éviter la contagion en éloignant des malades désormais condamnés à la mort. Le caractère paradoxal de cette annonce avait donc amené les populations à fuir l'hôpital, comme un lieu de mort et pas comme un lieu de guérison : si la maladie est incurable, pourquoi se rendre à l'hôpital alors ? Or, nous sommes dans un contexte socioculturel où le malade est entouré et choyé par les membres de la famille qui l'assistent psychologiquement et matériellement au moment de son hospitalisation. Même si la maladie n'est pas grave, les camarades de classe et les collègues viennent lui rendre visite à la maison, où il bénéficie souvent d'un régime alimentaire particulier, où le riz est remplacé par la soupe ou la bouillie. D'ailleurs en Guinée, si une personne est hospitalisée, il y a toujours un membre de sa famille qui passe la journée et dort avec lui à l'hôpital, qui le nourrit et s'occupe de sa toilette, car la structure sanitaire ne fournit pas ces services. Les membres de la famille sont aussi présents pour veiller à ce que leur parent soit bien soigné, en attirant l'attention des médecins et en les bousculant parfois, lorsque les résultats d'un examen médical retardent ou si le personnel soignant apparaît peu attentif ou scrupuleux.

Or, dans le cadre de l'épidémie d'Ebola, le malade est arraché à sa famille, puis hospitalisé seul, dans des circonstances où les parents, pendant les premiers mois de l'épidémie, ne pouvaient même pas le voir. La nécessité de l'isolement était mal comprise dans un contexte où l'idée de contagion n'est pas répandue, où les gens ne cherchent pas à s'éloigner d'un malade, mais acceptent au contraire de passer la nuit ou de partager la nourriture avec lui. Le contexte culturel est donc différent par rapport à la description de Hewlett et Anola (2003) relative à l'Ouganda, où les populations avaient déjà, à l'époque précoloniale, un système d'isolement des malades et d'enterrement des défunts loin du village en cas de maladies graves.

Avec l'épidémie d'Ebola, l'hôpital devient au contraire un lieu opaque, où l'on ne sait pas ce qui se passe, où le patient est livré seul aux médecins, qui pourraient ne pas bien s'occuper de lui, ou pire. En effet, une rumeur terrifiante se répand, selon laquelle les médecins seraient en train de contaminer intentionnellement les malades pour entretenir l'épidémie et, du même coup, « Ebola business ». Le personnel médical était aussi soupçonné de tuer les patients pour alimenter un trafic d'organes vers les pays occidentaux. L'une des énigmes de cette épidémie a donc été le fait que les médecins, stigmatisés et désignés comme bourreaux, ont été aussi parmi les principales victimes de cette épidémie. De plus, comme les premiers symptômes d'Ebola se confondaient avec d'autres maladies, comme le paludisme ou la fièvre typhoïde, les gens avaient une grande peur que les médecins se trompent, qu'ils les hospitalisent au CTE alors qu'ils souffraient, en réalité, de maladies plus banales. Les patients craignaient aussi d'être contaminés en se rendant à l'hôpital ou en montant dans l'ambulance, en raison de la proximité des malades d'Ebola.

5.3. L'interprétation magique et religieuse de l'épidémie d'Ebola et d'autres maladies.

Les choix thérapeutiques des patients guinéens dépendent aussi de leurs représentations de la maladie. Comme le note Andreàs Zempléni (1982), dans les cultures africaines l'étiologie de la maladie s'explique par les mauvaises intentions d'un « Autre », qui peut être un être humain ou une entité surnaturelle, animée par des rancœurs et des désirs de vengeance. La découverte de l'identité de cette entité et des causes de sa colère conduit à l'exécution d'un rituel, qui peut être réalisé par un individu, une famille ou toute une communauté. Dans le village de Melandou, au début de l'épidémie, la fièvre d'Ebola était considérée comme une malédiction divine, déclenchée par la colère des ancêtres face au comportement de leurs descendants. Pendant un entretien, un jeune instituteur nous a expliqué : « Comme nous n'avions jamais vu une telle maladie, nous pensions que nous avions fait quelque chose de mal et que nos ancêtres étaient fâchés contre nous. C'est pourquoi nous avons fait beaucoup de sacrifices, mais la maladie ne s'est pas arrêtée ».

La littérature africaniste récente analyse habituellement la sorcellerie en termes de conflit social, en suivant le fil des accusations en raison de leur capacité à révéler les tensions sociales. (Favret-Saada 2000). Les mauvaises intentions, qui peuvent provoquer la maladie ou la mort à travers la sorcellerie, sont en général imputées à des individus dont la position sur la structure lignagère peut facilement entraîner des conflits latents ou ouverts. Ainsi, une femme pourrait être accusée d'avoir tué sa coépouse, alors qu'un oncle paternel ou une marâtre sont susceptibles d'être soupçonnés d'avoir jeté un sort sur un jeune homme, en causant son malheur. Comme le note Alain Marie (1998), de telles accusations se multiplient pendant les périodes de crise sociale et économique. Des individus non conformistes et marginalisés, comme des femmes qui se comportent de manière « virile » et très particulière et qui ne peuvent pas compter sur la protection de leur famille, sont les boucs émissaires tout trouvés, car ils peuvent être accusés et punis sans détruire la cohésion sociale. Les accusations de sorcellerie sont très liées à la méfiance au sein d'une famille. Selon les croyances locales, en Guinée, un sorcier ou une sorcière peut seulement tuer ses propres parents, qu'il mange ou qu'il échange contre les victimes de ses collègues malfaisants. Des conflits préexistants constituent un terreau très fertile pour alimenter la méfiance au sein de la famille étendue, qui conduit à des accusations de sorcellerie, surtout dans les lignages au sommet de la stratification sociale traditionnelle, où les enjeux liés à la succession au pouvoir engendrent des rivalités durables. De plus, de telles accusations peuvent aussi trouver un terreau fertile dans des conflits ethniques latents. Tel est le cas des événements de mai 2011 dans le district rural de Galakpaye, en Guinée forestière, où deux communautés qui, d'habitude, coexistent pacifiquement, les indigènes kpélés et les allogènes malinkés, ont décidé ensemble de consulter un féticheur pour découvrir la cause d'une série de morts dans le village. Puisque le féticheur avait accusé un vieil homme malinké, ce dernier fut immédiatement tué par le parent de l'une des victimes, un Guerzé. C'est ainsi que les deux communautés se révoltèrent l'une contre l'autre, en déclenchant de violents affrontements, qui causèrent la mort de 25 personnes.

Les accusations de sorcellerie reflètent aussi des conflits sociaux et intergénérationnels entre les membres de la famille qui sont restés au village et d'autres qui ont réussi en milieu urbain. Même si les paysans comptent beaucoup sur l'assistance financière de leurs parents citadins, même s'ils souhaitent qu'ils puissent trouver un travail bien rémunéré, leur permettant d'aider l'ensemble du village, ils sont aussi soupçonnés d'être jaloux et de leur jeter des sorts pour empêcher leur succès. Comme le note Alain Marie (1994), c'est comme si les individus engagés sur un chemin de mobilité sociale ascendante recevaient, en même temps, l'injonction et l'interdiction de réussir de la part de leur famille. C'est pourquoi, en Guinée, beaucoup de personnes ont peur de se rendre dans leur village natal lorsqu'ils réussissent, même s'ils assistent financièrement leurs parents villageois. Selon Alain Marie, la peur de la sorcellerie est fonctionnelle au maintien de la solidarité familiale, car elle évite que ceux qui réussissent ne se détachent de leur lignage, tout en les incitant à partager leurs ressources économiques pour éviter les jalousies. Les jeunes prometteurs, qui ont quitté le village pour étudier ou travailler dans les grandes villes, sont considérés comme les victimes préférées des personnes âgées et malfaisantes de leur famille.

Un exemple tragique de cette attitude concerne la propagation d'Ebola dans un petit village au sud de la Guinée, dans la préfecture de Lola, à la frontière avec la Côte d'Ivoire. En décembre 2015, un étudiant résident à Conakry a décidé de passer les congés de Noël dans son village natal, dans la préfecture de Lola. Pendant son voyage, il a fait escale dans la famille de sa petite-amie, à Guéckédou, une grande ville de la Guinée Forestière, où il a probablement été contaminé, car dans cette famille il y avait déjà eu des cas d'Ebola. Il a manifesté les premiers symptômes d'Ebola dans son village et, après sa mort soudaine et inexplicable, de vieilles femmes de sa famille ont été accusées de sorcellerie et obligées de boire l'eau qui a été utilisée pour laver le cadavre, en conformité avec les rituels de répression de la sorcellerie. Evidemment, elles ont été contaminées et sont mortes, mais les villageois ont considéré leur décès comme une preuve de leur culpabilité, en pensant que, si elles avaient été innocentes, elles auraient survécu.

Dans d'autres villages, les habitants ont rejeté l'idée que cette maladie mystérieuse soit effectivement Ebola, en l'expliquant plutôt par « fossi », un mot soussou qui indique la punition surnaturelle d'une mauvaise action. Celui qui a subi des torts peut demander l'aide d'une personne ayant des pouvoirs magiques pour se venger, en provoquant ainsi la mort de l'individu coupable et de sa famille : les séries de morts au sein d'une même famille sont souvent interprétées comme *fossi*. Cependant, le *fossi* implique des éléments dangereux même pour celui qui inflige la vengeance : si son accusation est fausse, cela peut se retourner contre lui et faire des ravages au sein de sa propre famille. Par exemple à Tamaransi, dans la préfecture de Boké, les gens nient, jusqu'à présent, l'existence d'Ebola au sein de leur village, en expliquant que c'est à cause de *fossi* que tant de gens sont morts. Une famille, dont l'enfant est mort au cours d'un étrange accident de la route, a été soupçonnée d'avoir jeté un mauvais sort sur un habitant du village, accusé d'avoir attaqué le jeune homme en sorcellerie. Or, comme ces accusations étaient fausses, la malédiction s'est retournée contre la famille désireuse de se venger, en exterminant ses membres. A Tercé, un autre village de la Guinée Maritime, dans la préfecture de Dubreka, un jeune Agent Communautaire de la Santé nous a expliqué : « *Je ne sais pas ce que mes parents ont dans la tête, ils ne comprennent rien. Nous sommes pauvres, nous souffrons de cette terrible épidémie mais eux, ils pensent que c'est fossi. Tandis que les gens meurent, ils font des sacrifices et tuent des vaches, afin de lutter contre la sorcellerie.* » Ce discours prouve l'existence de logiques simultanées et concurrentes en matière de santé publique, comme le montrent Fassin et Dozon (2011). Tout en se pliant aux mesures de santé publique imposées par la Riposte, les Guinéens adoptaient aussi leurs propres mesures préventives, fondées sur la représentation traditionnelle de la maladie. Cependant, ces croyances se sont avérées un obstacle sérieux dans l'éradication de l'épidémie d'Ebola, car elles se sont parfois traduites par des tentatives de cacher ou déplacer des malades afin de les soumettre à des traitements rituels traditionnels auprès des guérisseurs. Ces cérémonies, très coûteuses pour des familles qui vivent dans la pauvreté et sont souvent obligées de s'endetter, ont aussi abouti à la désignation de boucs émissaires, qui ont été blessés ou tués dans certains villages guinéens.

5.4. Quelques facteurs socio- culturels des réticences

En abordant les facteurs culturels de la résistance, il est très difficile de faire une distinction entre les pratiques sociales et religieuses qui relèvent des religions traditionnelles africaines et celles qui s'inscrivent dans les religions révélées, surtout la religion musulmane, qui est la plus pratiquée dans le pays, avec près de 85 % de fidèles.

5.4.1. La réticence comme défense de la tradition dans un contexte postcolonial

La salutation est le premier thermomètre du lien social, qui cautionne la relation entre les deux individus : c'est pourquoi deux personnes qui ne s'entendent pas éviteront de se saluer en se serrant la main. C'est à l'occasion de la salutation que les deux interlocuteurs cherchent à connaître leurs problèmes et ceux de leurs familles : d'où les salutations très longues dans les villages où les individus sont plus imprégnés du lien social. Dans la religion catholique, au cours de la messe, la salutation est un geste important où chacun se serre la main afin de réaliser « un geste de paix » parmi les fidèles qui assistent ensemble au rite religieux. Dans la religion musulmane, elle est considérée également comme le premier acte symbolique de fraternité entre les fidèles musulmans, comme nous le rétorquait un notable religieux d'un village de Bamban (préfecture de Dubreka), dans un contexte de réticence où les anthropologues cherchaient à établir un contact, en allant prier avec eux à la mosquée. Face à notre hésitation à se serrer les mains, il nous rappela que la religion musulmane commence même par la salutation. A l'instar des autres pays africains, la salutation est un apprentissage important au cours de la socialisation des enfants guinéens : le refus de saluer est vertement réprimé. On doit saluer même les inconnus que l'on rencontre dans la rue et les individus se serrent les mains indépendamment de la distance sociale qui les sépare. Les personnes se touchent aussi fréquemment la partie supérieure du corps sans distinction de sexe : il est fréquent de voir deux hommes amis qui se promènent en se tenant la main, ou un bras autour des épaules, tout comme un homme peut tenir la main d'une femme avec laquelle il n'a aucune relation sentimentale. Dans un contexte où les gens sont très chaleureux, même ceux qui voulaient respecter les mesures de la Riposte se saluaient instinctivement, avant de se rappeler qu'ils ne devaient pas le faire : d'où le caractère peu réaliste de cette mesure d'hygiène complètement en porte-à-faux avec les rapports au corps et les codes régissant les interactions interpersonnelles.

Dans un contexte où les Guinéens ont des représentations qui exagèrent l'individualisme et le manque de solidarité des Occidentaux qu'ils appellent « Blancs » ou « Foté », cette mesure a été interprétée par beaucoup de Guinéens comme une forme d'assimilation et de colonisation culturelle. Surtout en Guinée forestière, où les populations, moins influencées par les religions révélées, sont plus attachées aux valeurs traditionnelles, peut-être en raison de l'enclavement de cette région qui a entravé la pénétration de l'Islam et du Christianisme, l'interdiction de se saluer a été ressentie comme une imposition de la culture occidentale pour porter atteinte à la solidarité africaine et affaiblir le lien social. Cela apparaît dans les propos d'un informateur dans un village de la préfecture de Guéckédou : « *Qu'est-ce qu'ils veulent nous imposer encore ? Veulent-ils maintenant qu'on abandonne notre tradition aussi pour adopter leur culture, pour qu'ils nous utilisent comme ils veulent ?* » Ici, en fait, les réticences n'étaient pas indépendantes d'une suspicion par rapport à la volonté des Occidentaux de s'ingérer et de dominer les Guinéens tout en exploitant les ressources de leur pays, dans un contexte postcolonial.

De telles réticences, qui s'enracinent dans le passé colonial de la Guinée, étaient plus fortes dans cette région dont les populations ont toujours été stigmatisées et victimes de certains préjugés, selon lesquels les Forestiers seraient moins civilisés et moins éveillés. Or, les Forestiers valorisent leur attachement aux valeurs traditionnelles, qui est plutôt critiqué par les autres ethnies : comme le disait Ariel Setbon[13], cette fidélité à la tradition peut être exprimée par le concept de « forestitude », qui mesure le degré d'imprégnation de chacun par rapport aux enseignements et aux valeurs sociales, qui s'acquièrent lors des étapes progressives de l'initiation dans la forêt sacrée. La résistance dans cette région n'était pas indépendante de cette stigmatisation, perceptible même dans le mot « Forestiers », par lequel on désigne de manière simpliste et réductrice plus d'une dizaine de groupes ethniques qui vivent dans cette région. Cette stigmatisation a conduit à une sorte de repli identitaire, d'attachement et défense de ses traditions menacées par les mesures imposées par la Riposte.

Rappelons-nous aussi, avec Mathieu Fribault (2015), que de telles réticences ne peuvent être attribuées à un attachement aveugle à la tradition quand on sait que les peuples de la Guinée Forestière ont été victimes d'un véritable génocide culturel pendant la première République, à l'instar des Baga en Guinée Maritime. Ainsi, le premier Président de la Guinée a mené une politique anti-fétichiste, dans le dessein de mieux asseoir son pouvoir en Guinée tout en démystifiant les chefs religieux traditionnels. Il mena une campagne de destruction et de sabotage des croyances traditionnelles, dont le but affiché était d'éradiquer le fétichisme avec un discours « *inspiré d'une rhétorique marxiste basée sur la théorie de l'aliénation religieuse* » (Berliner 2016 : 48) dans les localités où celles-ci avaient beaucoup plus d'influence sur les populations. Des expéditions ont été organisées, au cours desquelles des religieux musulmans ont détruit les lieux des cultes et des rites animistes,

---

[13] Projet de recherche consulté à l'Ecole des Hautes Etudes en Sciences Sociales, plus précisément à la Bibliothèque du Centre d'Etudes Africaines.

tout en exhortant les populations à les abandonner. En ce qui concerne les populations Baga, plus précisément dans le village de Bigori où nous avons réalisé des entretiens en 2002, cela avait provoqué un véritable traumatisme (Lamp 1996) qui existe encore dans la mémoire collective, du moins des plus âgés. Un notable octogénaire nous a expliqué : « *Nous avons toujours fait les prières et les rites que nous avons trouvés avec nos parents. Un jour, un homme est venu chez nous, pour nous expliquer que tout ce que nous avons toujours fait n'est pas bon. Du coup, les gens qui continuaient ces pratiques ont commencé à se cacher et à avoir honte* ». Cependant, si ces événements peuvent expliquer les réticences des plus âgés, il faudrait chercher à savoir s'ils persistent dans la mémoire collective des dernières générations et si cela peut constituer un facteur de résistance. Au pays Baga, les jeunes se détachent de plus en plus des croyances traditionnelles au profit des deux religions révélées, entre lesquelles ils sont d'ailleurs très tiraillés : d'où les décisions de jeunes de familles chrétiennes ou musulmanes d'adopter une religion différente de leurs parents. Cependant, l'ensemble de la population demeure très influencé par certaines croyances traditionnelles, notamment la sorcellerie. En 2002, lorsque la tuberculose avait entraîné la mort de plusieurs membres d'une même famille, les habitants de Bigori ont interprété ces décès comme des attaques des sorciers frappés par de mauvais sorts de vengeance.

5.5. Les impacts selon l'origine sociale ou le statut social et le niveau d'étude.

Au-delà de ces catégories socioprofessionnelles, l'impact des mesures de la Riposte et le risque d'être touchés par Ebola variaient aussi selon le niveau de vie des familles. Dans un contexte où les classes sociales n'existent pas encore et où la société est très polarisée, avec des strates très aisées et d'autres extrêmement pauvres, la diversité des conditions et des styles de vie expose les individus aux maladies infectieuses de manière inégale. Nous ne disposons pas, malheureusement, de statistiques concernant le profil sociologique des malades. Cela dit, j'ai visité plus d'une centaine de familles touchées par Ebola ou en situation de quarantaine, en milieu rural et en milieu urbain. En dehors de la catégorie socioprofessionnelle du personnel de santé, j'ai constaté que tous les ménages où je me suis rendu étaient composés par des individus pauvres et peu alphabétisés. L'analphabétisme est, certes, un facteur important, qui a empêché beaucoup de ménages de comprendre le bien-fondé des mesures d'hygiène, alors que les couches les plus aisées sont, en général, plus scolarisées, à l'exception des grands commerçants. Le contexte de pauvreté et de précarité rend les impacts économiques d'Ebola particulièrement violents. Pour les individus très pauvres, chaque jour représente un défi pour gagner la dépense du lendemain. La nécessité de sortir, de se rendre dans des lieux très fréquentés comme les marchés, de monter dans des taxis où les passagers sont très serrés, expose forcément les individus au contact de beaucoup de personnes, dont certaines peuvent être malades.

Les moyens de transport étant aussi des vecteurs importants dans la propagation de l'épidémie, leur utilisation n'est pas non plus indépendante de l'origine sociale. Contrairement à l'Europe et aux autres pays plus développés où le transport en commun est développé, en Guinée chacun se déplace selon ses moyens. Ainsi, si les pauvres s'entassent dans les taxis et dans les minibus, les plus aisés circulent tranquillement dans leur voiture, en se mettant à l'abri de la contagion. Les lieux de travail aussi reflètent ces inégalités sociales, dans la mesure où les entreprises, les bureaux de la fonction publique et des institutions internationales ont mieux respecté les mesures d'hygiène. Tel n'a pas été le cas dans les marchés, dans les ports et les embarcadères, d'où partaient souvent les contacts se déplaçant dans la clandestinité. Ainsi, malgré les dispositions prises par les communes et l'OMS, qui ont impliqué la gendarmerie et la police, il était pratiquement impossible d'imposer le lavage de mains dans ces lieux, fréquentés par des flux très importants d'individus en mouvement.

5.5.1. Inégalités sociales et environnementales

La hiérarchie sociale étant inscrite dans l'espace urbain, la distance sociale des catégories professionnelles les plus aisées est matérialisée par les grandes clôtures qui barricadent les maisons au point de les cacher, en les isolant du reste du quartier, ou par les maisons à étages, qui surplombent les taudis des bidonvilles et des quartiers déshérités de la banlieue de Conakry. Dans ces maisons clôturées, où l'accès est parfois contrôlé par des gardiens, il était plus facile de respecter les mesures d'hygiène, en installant un kit de lavage des mains et en imposant son utilisation aux visiteurs. Par contre, à Conakry, on retrouve de grandes concessions ouvertes, qui constituent en même temps des cours et des lieux de passage ou des raccourcis pour les piétons, où tout le monde passe. Ici, il y a une grande promiscuité entre les familles qui habitent dans la concession, qui sont en contact constant et qui utilisent en commun des ustensiles de cuisine, qui boivent souvent dans le même gobelet et partagent les mêmes repas. De telles réalités constituent des terreaux très favorables pour la propagation d'une épidémie telle qu'Ebola.

À cela s'ajoute l'insalubrité, qui relève d'un problème de gestion des ordures et de canalisation des eaux usées dans cette ville sans égouts. Si ce problème est général, certaines couches sociales en souffrent plus que d'autres, dans la mesure où les concessions les plus pauvres des quartiers situés au bord de la mer, habités en général par les premiers habitants soussous et baga, sont traversées par des flots d'eaux usées drainant des ordures vers la mer. Le concept d'inégalité environnementale est particulièrement pertinent dans la ville de Conakry, où les populations déshéritées soussou et baga occupent souvent les quartiers côtiers les plus insalubres, alors que leurs moyens ne leur permettent pas de se protéger contre les flots d'eaux usées qui envahissent leur concession, pour se déverser dans la mer. Les inégalités sociales et environnementales tendent donc à s'accumuler et à s'aggraver (Roussel 2009). D'ailleurs, ces quartiers sont victimes, chaque année, de l'épidémie de choléra, qui sévit systématiquement à Conakry pendant la saison des pluies. Bien que les messages de sensibilisation pointent du doigt les comportements individuels favorables à une propagation de la maladie, certaines épidémies sont plutôt liées à des problèmes majeurs d'insalubrité, causés notamment par l'absence d'installations pour l'assainissement et l'évacuation des eaux.

De plus, faute d'un service public de retrait des ordures ménagères, les habitants doivent s'abonner auprès des entrepreneurs privés, peu équipés, chargés de retirer la poubelle au moins une fois par semaine. Or, ceux qui ne peuvent pas payer l'abonnement, brûlent leurs ordures pendant la nuit, en nuisant à leur santé et à celle de leurs voisins, sous l'œil complice des autorités communales, impuissantes face à cette situation. Ces inégalités ont un rapport étroit avec l'insalubrité : les quartiers les plus pauvres et enclavés, où l'eau stagne et les voitures soulèvent des nuages de poussière, sont touchés par des maladies telles que le paludisme, la fièvre typhoïde, les maladies respiratoires, qui ont continué à sévir et à tuer même pendant l'épidémie d'Ebola. La campagne de sensibilisation visant à inciter les gens à se laver régulièrement les mains au savon a également occulté ou, du moins, négligé le problème de pénurie d'eau auquel la majeure partie de la population guinéenne est confrontée. Peu de quartiers de Conakry sont dotés d'installations de conduites d'eau, qui permettent aux populations d'accéder à l'eau courante, dont la fourniture est tout de même limitée à quelques jours par semaine. C'est pourquoi les familles relativement aisées créent, sur le toit des maisons, des réservoirs d'eau, appelés en Guinée « cubes » reliés à leur installation de conduite d'eau. Tous les habitants de ces quartiers sont obligés d'avoir des bidons de dix à vingt litres, dans lesquels on conserve l'eau. Les familles les plus aisées de la strate supérieure, parmi lesquelles il y a les hauts cadres qui accèdent aux ressources de l'Etat et les grands commerçants, font des forages dont le coût de réalisation, très élevé, peut avoisiner 50 ou 60 millions de Francs Guinéens, soit 5.000-6.000 euros. Les plus généreux parmi eux créent un point d'eau public devant leur cour, où les femmes et les enfants viennent chercher de l'eau avec des seaux.

Les populations des quartiers où il n'y a ni forage, ni adduction d'eau potable, souffrent énormément : il s'agit, en général, de nouveaux quartiers de Conakry, très enclavés, où seules les familles ayant une voiture peuvent s'en sortir en allant chercher des bidons d'eau chez leurs parents et amis qui vivent dans des quartiers mieux approvisionnés. Dans ces quartiers, il y a aussi des puits, comme au village, dont les eaux, qui ne sont pas potables, tarissent pendant la saison sèche. D'ailleurs, l'eau de Conakry n'étant pas dépurée, la plupart des familles utilisent l'eau minérale : c'est ce qui explique l'essor des fabriques d'eau minérale, vendue en bouteille ou en sachet, sur lequel l'Etat exerce peu de contrôle (à l'exception de deux grandes marques, distribuées depuis longtemps sur les marchés guinéens), ce qui pose un autre problème de santé publique. Il y a donc de profondes inégalités sociales et environnementales liées à la question de l'accès à l'eau. Le problème est provisoirement résolu ou bricolé, au niveau local, grâce aux solidarités de quartier, où les plus nantis viennent en aide des plus pauvres, en créant ainsi des stratifications sociales locales qui se forment autour de la possibilité de résoudre ou améliorer certains problèmes urbains, liés à l'eau, à l'électricité et à l'enclavement.

En milieu rural, même en Guinée Maritime et en Guinée Forestière, où il pleut abondamment, de six à huit mois par an, la majeure partie des populations sont confrontées aux problèmes d'eau pendant la saison sèche, quand les puits et les fleuves tarissent. D'ailleurs, l'exploitation forestière à travers l'utilisation des feux de brousse, l'utilisation du bois et du charbon, contribue beaucoup à la déforestation, qui a un impact sur les fleuves et les cours d'eau. Tel est l'exemple de ces villages de la sous-préfecture de Tanene (Dubreka) situés près du fleuve Konkouré, où les populations n'ont cessé d'opposer aux messages de sensibilisation par rapport au lavage de mains le problème de leur pénurie d'eau. Ce qui est frappant, il s'agit de villages situés près de cours d'eau importants. Dans les communes urbaines de Dubreka, notamment Ansoumania, Fonfonmeré, les populations nous interpellaient, en nous demandant comment elles pouvaient lutter contre Ebola si elles n'avaient pas d'eau potable. Il s'agit de revendications légitimes qui ont contribué à affaiblir les discours de la Riposte, visant à exhorter les populations à plus de propreté. Il ne s'agit pas, ici, d'exonérer les populations de leurs responsabilités individuelles ou collectives, mais de montrer que ces exhortations semblent réduire la question de l'hygiène aux comportements individuels, en responsabilisant les individus sans prendre en compte les difficultés liées à l'accès à l'eau et à l'insalubrité publique. Par leurs revendications, les populations ont ainsi rappelé cette autre dimension, contre laquelle elles sont obligées de lutter tous les jours.

5.5.2. Les réticences à la mesure du lavage des mains : pratiques et savoirs locaux en matière d'hygiène

Dans l'introduction des mesures d'hygiène, la Riposte n'a pas tenu compte de certains acquis des populations et des savoirs locaux en matière d'hygiène et de santé publique de façon générale, en les mobilisant davantage. C'est pourquoi plusieurs mesures de la Riposte, qui ont été imposées dans l'urgence, apparaissaient comme des greffes mal ajustées ou, du moins, qui n'étaient pas en harmonie avec des pratiques antérieures qui auraient pu être mobilisées et adaptées à la lutte contre Ebola. Tel est le cas du lavage des mains. Comme les campagnes antérieures de lutte contre le choléra, il y a souvent des messages de sensibilisation simplistes qui, au lieu d'être efficaces, stigmatisent parfois les populations avec un soupçon de saleté, qui pèse particulièrement sur les femmes, considérées comme les gardiennes de la propreté domestique et de la santé familiale.

Le lavage des mains fait partie des pratiques quotidiennes d'hygiène des femmes au sein de leur foyer, en particulier lorsqu'elles font la cuisine, au cours de laquelle elles ont la responsabilité de nourrir les membres de la famille tout en préservant leur santé. Elles sont responsables de l'approvisionnement et de la gestion de l'eau, qu'elles puisent et stockent dans des récipients en fonction des usages diversifiés et des risques de santé qui en découlent : par exemple, l'eau utilisée pour la cuisine est systématiquement couverte. On prend encore un plus grand soin de l'eau à boire, qui est encore plus protégée, soit dans des canaris au village ou dans des récipients fermés en ville, situés dans des lieux sûrs, dans les glacières ou dans les réfrigérateurs. Des solutions chlorées ou de l'eau bouillie et filtrée peuvent également être utilisées dans les familles où les femmes sont relativement scolarisées et plus sensibilisées. Les femmes adultes sont plus attentives à l'importance de l'eau pour l'hygiène, contrairement aux hommes et aux plus jeunes, qui n'utilisent l'eau que pour se laver les mains après les selles ou à l'occasion d'un repas mangé à la main dans un bol partagé avec plusieurs invités. Or, même à ces occasions, on n'utilise pas systématiquement le savon. Aussi, nous remarquons que même parmi les femmes, notamment les paysannes et les analphabètes, on utilise toujours l'eau pour nettoyer les enfants qui sont allés aux toilettes, sans se laver après les mains au savon. Dans cette perspective, l'eau est considérée comme une ressource fondamentale pour la propreté, capable de nettoyer en profondeur et d'éliminer les saletés. Comme la plupart des Guinéens ignorent l'existence des microbes, on ne voit toujours pas la nécessité de se laver les mains au savon, qui est pourtant utilisé à des moments précis, qui correspondent à un grand lavage : la douche quotidienne, qui est une habitude consolidée chez tout Guinéen, la vaisselle et le nettoyage de la maison en milieu urbain. Il y a, d'ailleurs, une classification des savons produits de manière artisanale : le savon noir pour le corps, le savon soda, à base de soude caustique, pour les habits sales et des savons industriels, comme le savon Diama, pour laver le linge et pour la douche.

Il y a aussi d'autres pratiques préventives qui sont utilisées, notamment l'habitude d'utiliser la main gauche pour toucher quelque chose de sale, par exemple pour se nettoyer après avoir été aux toilettes. La main droite est utilisée pour tout ce qui est propre, par exemple pour manger ou pour saluer. Lorsqu'on n'est pas tout à fait convaincu de la propreté ou de la salubrité de ce que l'on mange ou que l'on boit, des versets coraniques peuvent être récités, notamment le mot « Bissimillahi », comme formule de protection divine dictée par la foi islamique ; les catholiques font plutôt un signe de croix. Ces gestes relèvent plutôt d'une logique magique ou religieuse de prévention.

Aussi, il faut noter également que dans ce pays en majorité musulman, les pratiquants de l'islam font quotidiennement leurs ablutions, à cinq reprises, en se lavant certaines parties du corps, notamment les mains et les avant-bras, les pieds, le visage et la tête qui est légèrement rincée. Cette opération, également accompagnée de la récitation des versets, est soutenue par la prescription selon laquelle le fidèle musulman doit être propre avant de prier.

La propreté est considérée comme une valeur importante, en particulier pour les femmes, qui acquièrent, tout au long de leur processus de socialisation, des savoir-faire et des pratiques visant à l'entretien de leur corps et de leur environnement. Or, les mesures d'hygiène de la Riposte et leurs messages de sensibilisation, au lieu d'être des mesures d'accompagnement de ces savoirs locaux de propreté, les ont plutôt remis en cause, ou plutôt ignorés, comme si les gens devaient réapprendre ces mesures d'hygiène. Le même constat est effectué par Botta Somparé (2015) qui analyse un projet de développement mis à l'œuvre dans le village de Tassara, en Guinée Maritime, en montrant comment les savoirs locaux en matière d'hygiène sont systématiquement ignorés, ce qui a soulevé quelques critiques de la part des mères de famille.

Les pratiques locales antérieures n'ont pas été évaluées et discutées avec les populations locales, afin de voir leurs limites qui demandaient à être complétées par des pratiques exogènes. D'où l'importance d'un travail de médiation culturelle. Du coup, en l'absence d'une information et d'un dialogue suffisants, même ceux qui ont adhéré précipitamment aux mesures n'ont pas vraiment compris leur fondement. À Tana centre, suite à l'apparition d'une chaîne de contamination, les travailleurs de la Croix-Rouge sont venus pour aider les gens à nettoyer et désherber leur village, mais les habitants ont réagi négativement. Ils ont dit qu'ils n'avaient pas besoin de leur aide pour nettoyer leur environnement et, suite à leur insistance, ils leur ont donné des travaux champêtres à exécuter, en les envoyant défricher des champs loin du village.

Nous avons remarqué tardivement, vers la fin de l'épidémie, lors des sensibilisations dans les écoles primaires et secondaires, que les maîtres et les écoliers disposaient de savoirs en matière d'hygiène et de connaissance des maladies, qui n'ont pas été suffisamment mobilisés. Les écoliers guinéens sont régulièrement sensibilisés par rapport aux règles d'hygiène et à la salubrité de leur environnement, car on pense qu'ils pourront véhiculer ces savoirs au sein de leurs familles. Or, ces acquis n'ont pas été pris en considération et exploités pour lutter contre Ebola, par exemple en rendant les enseignants et les élèves protagonistes de campagne de sensibilisation qui auraient évité l'intervention de personnes étrangères, inscrites dans un rapport d'altérité. Nous avons aussi constaté que c'est au sein des écoles que l'on a continué à observer les mesures de prévention, telles que l'utilisation des kits de lavage des mains, même au moment où, après la déclaration relative à la fin de l'épidémie, il y avait partout un relâchement de ces mesures.

Les élèves et les enseignants, mieux à même de comprendre le bien-fondé des mesures préventives, constituent donc une ressource précieuse, qui n'a pas été suffisamment mobilisée lors des sensibilisations.

5.6. La gestion des cadavres : toucher ou manipuler le corps

Après la déclaration de l'état d'urgence sanitaire nationale par le Président de la République, les réticences et les conflits les plus violents suscités par la Riposte étaient surtout liés à la gestion des corps.

Il s'agit là de l'un des aspects qui ont davantage attiré l'attention des anthropologues qui sont intervenus lors de l'épidémie, appelés à expliquer pour quelles raisons les procédures liées à l'enterrement apparaissaient insupportables pour les populations et de quelle manière on pourrait les rendre plus acceptables. De plus la mort en tant qu'événement universel, qui nous touche tous en tant qu'êtres humains, est l'une de ces contraintes biologiques sur lesquelles les hommes brodent leurs variations culturelles : il s'agit donc de l'un des thèmes qui interpellent les anthropologues, en particulier depuis les travaux de Louis-Vincent Thomas (1975). Nous proposons ici quelques considérations sur ce thème, tout en renvoyant aux articles déjà publiés sur le sujet des enterrements pendant l'épidémie d'Ebola, axés en particulier sur la Guinée forestière (Le Marcis 2015 ; Fairhead 2014).

L'interdiction de toucher le corps de tout être humain décédé en Guinée était appelée péjorativement par la Riposte la manipulation des corps. Dans la plupart des sociétés occidentales, la naissance et la mort sont devenues des moments très médicalisés, gérés par le corps médical au sein de l'hôpital. Des entreprises de pompes funèbres se chargent de préparer le cadavre pour sa dernière demeure, si bien que les parents et les amis sont en général loin du cadavre, confié à des spécialistes.

Ce rapport au cadavre a beaucoup évolué au fil du temps ; autrefois, au cours des veillées funèbres, il y avait une proximité beaucoup plus grande entre le cadavre et son entourage. En Guinée, au contraire, les gens meurent habituellement à la maison, au sein des familles et des communautés : pendant leur agonie, ils sont entourés de leurs proches, qui peuvent adoucir leur agonie par des massages, à poursuivre même après la mort pour éviter que le corps ne devienne trop raide. Il est donc presque impossible, en Guinée, de ne pas toucher le corps avant et après la mort, alors que l'idée de manipulation des corps est à notre avis péjorative. Outre à évacuer tout caractère affectif et familial dans la relation entre le défunt et les membres de sa famille, il véhicule un regard exotique sur des mœurs funéraires, marquées par une proximité avec les cadavres jugée peu convenable aux yeux des observateurs occidentaux.

Le lavage du corps effectué par les sages, en général les plus âgés, est accompagné par des prières, avec des versets spécifiques. Seules les personnes les plus proches et discrètes sont autorisées à regarder le corps d'une personne décédée. D'ailleurs, certaines personnes, de leur vivant, interdisent que leur cadavre soit aperçu par une personne indiscrète, un adversaire ou un ennemi qui ne doit pas les voir anéanties. [14]Or, comme nous l'avons déjà expliqué, la Riposte, plus pressée d'éradiquer l'épidémie, a transgressé ces normes socioculturelles, en permettant aux opérateurs de la Croix-Rouge, qui ne faisaient pas partie de la communauté, d'assurer

---

[14] Certaines informations sur la gestion des cadavres viennent de notre collègue démographe Lamarana Diallo, avec lequel nous avons travaillé dans la préfecture de Dubreka, en bénéficiant de son expérience et de sa connaissance des sociétés traditionnelles guinéenne.

la gestion des corps. De plus, ceux-ci étaient souvent très jeunes, peu imprégnés des valeurs sociales et pas forcément capables d'effectuer ces opérations conformément à la tradition et au rituel religieux. Comme nous l'avons déjà souligné ci-haut, le fait que les membres de la famille n'étaient pas autorisés à rendre visite aux malades d'Ebola hospitalisés dans les CTE était ressenti par eux comme une sorte d'enlèvement, pour ne pas dire une déportation vers l'inconnu. De plus, suite aux décès de leurs proches, pour des raisons de sécurité sanitaire, ils étaient enterrés de manière anonyme, surtout au début de l'épidémie en Guinée forestière, où l'on observait entre la ville de Guéckédou et les villages environnants des tombes anonymes et des sépultures collectives.

Dans certaines zones de la Guinée, il n'y a pas de séparation spatiale très nette entre les morts et les vivants. Cela nous est apparu surtout en Guinée forestière : dans les villages Kissi, où l'épidémie a fait son apparition, les morts sont enterrés à côté des maisons, dans la cour. Même dans les autres groupes ethniques, comme les Baga et les Landouma, plus imprégnés de croyances des religions africaines, les membres d'une même lignée paternelle sont enterrés près de la concession familiale. Cette proximité dans l'espace reflète peut-être l'idée que, dans les religions traditionnelles africaines, les défunts ne sont jamais tout à fait morts, mais qu'ils continuent à participer, d'une autre manière, à la vie familiale. Leur mémoire est plus que jamais vivante : désormais, ils veillent sur les vivants, ils les surveillent et peuvent approuver ou désapprouver leurs actes ; en accomplissant des actions, on songe à leur jugement.

Se rappeler d'eux est un devoir et une manière de faciliter leur vie au-delà de la mort : d'où les sacrifices en l'honneur des défunts, qui surviennent sept jours et quarante jours après le décès, mais qui sont renouvelés après un an et au cours de cérémonies familiales appelées, en Guinée Maritime, Fidaou, où les descendants d'une même lignée se réunissent pour rendre hommage à leurs proches décédés. Ces cérémonies, qui regroupent beaucoup de monde, sont l'occasion de constater qu'il y a, en Guinée, une grande sociabilité autour de la mort.

Lors d'un enterrement, les parents sont réconfortés en voyant que de nombreuses personnes viennent assister à la cérémonie funèbre : on dit alors, avec soulagement, que tel défunt « *a eu du monde* ». Les enterrements et les sacrifices sont ainsi l'occasion de retrouvailles d'amis et de parents qui se réunissent autour du défunt, en faisant son éloge et en priant pour lui ; les membres de la famille qui financent ces cérémonies en profitent aussi pour témoigner de leur puissance économique. Les moyens déployés pour les cérémonies funèbres, les comportements ostentatoires que l'on peut y observer, contrastent souvent avec la solitude des malades qui, pendant leur maladie, ne peuvent pas toujours compter sur l'assistance financière de leurs parents les plus aisés.

L'enterrement permet aussi de mesurer le prestige d'un individu. Comme le note Le Marcis (2015), si la mort est un événement biologique qui touche chacun, les individus ne sont pas tous égaux face à la mort, qui est aussi un moment privilégié pour mettre en lumière la position de l'individu au sein de son groupe social. Si la cérémonie est plus simple pour un jeune célibataire, un vieux sage ou un notable doit avoir un enterrement grandiose, qui témoigne de son statut social et de la considération dont il a joui au sein de sa famille et de sa communauté. Ces éléments rendent la mort, comme l'a observé l'anthropologue Daniel Mve Egonga (2001) à propos des Fangs, un phénomène social total, qui touche à la fois à la sphère économique, aux hiérarchies et solidarités sociales, à la parenté et à la religion. Or, ces aspects ont été oubliés pendant l'épidémie d'Ebola, où les résistances à l'égard des enterrements dignes et sécurisés prônés par la Riposte ont été considérées seulement en termes d'attachement des communautés à des valeurs culturelles ancestrales. Ainsi, le fait de ne pas prendre en compte la puissance du lien social unissant le défunt à sa communauté, n'a pas permis de bien appréhender certains actes de résistance, tels que la tentative de déplacer les cadavres pour qu'ils soient enterrés dans leur village natal, dans la sépulture familiale.

Beaucoup de résistances ont eu lieu lors des enterrements d'individus connus, de notables qui méritaient, aux yeux de la famille et de la communauté, des cérémonies plus importantes pour témoigner de leur prestige, qui allait rejaillir sur la famille, en soulageant les parents de leur perte. Il était donc choquant de voir des notables partir pour leur dernière demeure hâtivement, emballés dans des sacs en plastique, portant sur eux le stigmate d'une maladie perçue comme une malédiction.

Sixième chapitre : Les causes historiques et politiques des réticences

Pendant l'épidémie d'Ebola, les réticences et les résistances des Guinéens n'étaient pas indépendantes de l'hostilité des populations envers une élite politique considérée indifférente à la souffrance des populations. Cela est d'autant plus vrai que les opérateurs guinéens de la Riposte ont été perçus comme des représentants de l'autorité étatique et appelés, en soussou, « *mèngè sangni* », littéralement « les jambes du chef » qui signifie l'autorité étatique.

Comme beaucoup d'Africains, les Guinéens ont une culture politique « paroissiale », dont la caractéristique principale est le manque de confiance envers les autorités étatiques, qui s'oppose à un fort soutien et à un sentiment d'identification envers les autorités locales issues de sa région ou de son groupe ethnique. Comme noté par Bayart (1989), l'accès au pouvoir en Afrique est conçu en termes d'appropriation des ressources de l'Etat, qui seront partagées au sein de la famille ou de la communauté villageoise, sans se préoccuper du bien-être de la population et du développement du pays. Dans les zones rurales et urbaines, beaucoup de Guinéens se sentent abandonnés par les autorités, car ils sont confrontés à des problèmes quotidiens, liés au manque d'électricité et d'eau, aux difficultés d'accès à l'instruction et à la santé. Ils sont donc convaincus que leur pauvreté dépend, du moins en partie, de la mauvaise gouvernance des élites politiques et intellectuelles. Si la méfiance entre les autorités politiques et les populations est évoquée dans presque tous les articles consacrés à cette épidémie, il est important, à notre avis, de préciser qu'elle emprunte des formes différentes selon les localités. Certes, de manière générale, on soupçonne les élites de profiter de toute occasion pour augmenter leur richesse et leur pouvoir, en négligeant les populations exposées aux effets de la mauvaise gouvernance. Or, cette méfiance se nourrit de causes et de conflits locaux, enracinés à leur tour dans l'histoire locale ; en Guinée forestière, elle peut être liée à la gouvernance minière, dans les quartiers périphériques de Conakry, elle s'attache plutôt à la gestion des conflits fonciers de la part des élus locaux. Ce chapitre cherche à présenter donc des causes lointaines des méfiances, en montrant que l'épidémie d'Ebola est venue se greffer sur des situations spécifiques et préexistantes de conflits avec les autorités, à appréhender en tenant compte des différents contextes locaux. Il montre également que la méfiance envers les élites n'est pas indépendante d'une situation exceptionnelle, dans laquelle les différents présidents de la Guinée se sont plutôt présentés comme les représentants du peuple, en opposition avec des élites intellectuelles jugées corrompues et peu soucieuses des intérêts des populations.

6.1.1. Les revendications des habitants des quartiers les plus enclavés de Conakry

Dans la capitale Conakry, comme nous l'avons déjà souligné, les quartiers périphériques souffrent d'une pénurie de services et d'infrastructures. En banlieue, les des deux plus grandes communes de Conakry, Ratoma et Matoto, résultent de l'extension rapide et incontrôlée de la ville, en l'absence d'un véritable plan régulateur. En fait, en 1984, la Guinée est passée du régime socialiste du premier président Sékou Touré au régime libéral de Lansana Conté, caractérisé par une coalition des grands commerçants et des hauts cadres de l'Etat. La libéralisation des activités économiques qui s'en est suivie a attiré vers la capitale des commerçants parmi lesquels les Peuls étaient plus nombreux. Ces derniers se sont installés dans des quartiers très enclavés, caractérisés par des terrains accidentés et escarpés correspondant au plateau situé dans la zone centrale de la ville, plus loin de la mer. Puisque cette installation correspond aux réseaux migratoires fondés sur l'appartenance ethnique et régionale, nous avons assisté à la transposition, dans l'espace urbain, des regroupements et des modes de vie typiques des villages peul, dont de nombreux quartiers portent d'ailleurs le nom. On trouve également, à Conakry, des quartiers habités principalement par les membres d'autres ethnies, qui se regroupent selon leur appartenance à un même village ou une même région : il y a donc des zones majoritairement malinkés, d'autres habitées par les forestiers, d'autres encore occupées par les ethnies minoritaires de la Guinée Maritime.

Cependant, la spécificité des quartiers peul réside dans leur enclavement, dans l'absence d'infrastructures de l'Etat, qui alimente des sentiments d'abandon et des frustrations. Ici, l'hostilité envers les institutions va de pair avec la radicalisation de l'identité ethnique et religieuse, utilisée comme ressource politique par le parti de l'opposition, UFDG (Union des Forces Démocratiques de Guinée), dont les principaux leaders sont peul. De plus, ces quartiers sont beaucoup plus grands et homogènes du point de vue ethnique que les autres. Les quartiers peul ont déjà suscité les réflexions d'autres sociologues : par exemple Joshka Phillips (2014) qui, dans son livre, cite abondamment nos collègues sociologues Alpha Bano Barry et Moustapha Diop en tant qu'informateurs privilégiés et observateurs attentifs de la vie politique guinéenne. Phillips a tendance à sous-estimer le caractère ethnique et la dimension sociale des actions des jeunes de ces quartiers périphériques peul, au profit d'une identité de jeunes issus du ghetto dont les conduites, selon lui, ne sont pas étrangères à l'expression d'un projet politique. Or, ces jeunes issus de la deuxième ou de la troisième génération sont confrontés à un problème d'intégration urbaine dans un contexte de crise économique et sociale. Leurs parents, issus de la première génération, socialisés selon les valeurs de l'éducation traditionnelle peul en milieu rural, ont pu accepter de travailler comme travailleurs domestiques ou commerçants ambulants. (Botta Somparé et Somparé, 2018). Or, leurs enfants ont une identité ethnique plus forte, car elle s'est construite dans un rapport d'altérité avec les autres ethnies de Conakry et dans un contexte de marginalisation spatiale. Les mouvements de révolte de ces jeunes ne sauraient s'expliquer par un projet organisé par les parents, d'autant plus que ces derniers perdent de plus en plus leur autorité sur leurs enfants. De plus, ces jeunes sont porteurs d'une mémoire collective de victimisation, qui vise à présenter les Peul comme le groupe ethnique qui a plus souffert dans l'histoire politique de la Guinée, caractérisée par la violence. (Somparé 2013). Ils sont donc plus susceptibles d'être manipulés par les partis politiques à base ethnique peul, animés par une rhétorique selon laquelle les Peul qui ont longtemps subi la dictature des régimes successifs de la Guinée, doivent désormais accéder au pouvoir, au lieu de se soumettre chaque fois à des présidents issus d'autres ethnies.

Les sentiments de victimisation se sont accrus suite au démantèlement du quartier Koloma-Kaporo Rail, très radicalisé et opposé aux autorités gouvernementales, qui avait été démantelé sous prétexte que les habitants avaient occupé les terrains de l'Etat. Cette décision était aussi politique, car ce quartier était le fief de l'opposition la plus radicale. Comme le souligne Moustapha Diop, dans un entretien cité par Phillips « Les *résidents de l'axe partagent la même identité ethnique, une exposition similaire aux mêmes conditions urbaines et le sort d'occuper des terrains réclamés par un Etat hostile. En conséquence, ils s'identifient forcément à la population de Kaporo Rails. Par conséquent, l'axe se renforce comme collectif, comme communauté politique définie avant tout par son opposition au gouvernement. » (*Phillips 2014 : 132).

Malgré cette identité collective de l'axe, soulignée par Diop, il y a lieu de rappeler aussi que la sociologie du mouvement social nous enseigne qu'un mouvement social n'est jamais homogène, dans la mesure où ses acteurs ne poursuivent pas les mêmes objectifs. Il y a d'autres catégories de jeunes, dont les conduites échappent complètement aux autorités administratives et aux familles, car ils vivent dans la rue et dans les gares routières, dans une situation de marginalisation, où ils sont de petits délinquants. Ces jeunes en provenance du milieu rural n'ont pas pu s'intégrer dans les familles élargies ou dans les communautés villageoises, en s'appuyant sur la parenté réelle ou fictive. À l'occasion de chaque manifestation de l'opposition, qui utilise surtout cette principale route appelée « axe Bambeto-Cosa », ils en profitent pour faire des jets de pierres, poser des actes de vandalisme, attaquer les voitures et les usagers de la route. Plusieurs de nos anciens étudiants originaires de ce quartier expliquent aussi que l'augmentation des jeunes déviants n'est pas indépendante de la destruction du quartier Kaporo-Rail, suite à laquelle beaucoup de parents sont repartis au Fouta, en laissant leurs enfants à Conakry.

En pleine campagne de lutte contre Ebola, la Guinée était marginalisée et stigmatisée sur le plan international. Au moment où l'on aurait pu s'attendre à une solidarité parmi les forces politiques, à l'occasion d'une crise sanitaire concernant tout le monde, l'opposition et plus particulièrement l'UFDG, la deuxième force politique du pays, ont organisé des manifestations politiques pour protester contre le retard dans l'organisation des élections municipales. Cela allait à l'encontre des recommandations de la Riposte, qui incitait à éviter tout rassemblement. Or, si l'on tient compte du caractère souvent violent des manifestations politiques en Guinée, ce que nous appelons marche ressemble souvent à une émeute ou à une guérilla urbaine, au beau milieu de laquelle je me suis retrouvé cette fois-ci. En tant que consultant OMS, j'étais basé à Dubreka, une préfecture très touchée par l'épidémie. En m'y rendant, comme tout chauffeur de Conakry, j'ai emprunté des raccourcis pour éviter les embouteillages. Je me suis donc retrouvé dans un quartier peul de l'axe, appelé Bailobaya, où les jeunes tentaient de s'emparer des routes. Les policiers antigang, appelés BAC, cherchaient à les en empêcher, mais ils étaient peu nombreux et recevaient une pluie de cailloux. En suivant les conseils d'une habitante du quartier, je me suis abrité dans un parc de stationnement, où j'ai retrouvé plusieurs automobilistes, y compris des experts chinois. De notre emplacement, nous avons assisté à une opposition entre la police et des jeunes à peine âgés d'une vingtaine d'années, visiblement marginaux, très mal habillés, qui insultaient les policiers en langue soussou avec un fort accent peul. Ces jeunes n'étaient pas des militants politiques, mais n'étaient là que pour poser des actes de vandalisme, en s'inscrivant dans un rapport d'altérité et d'affrontement avec les policiers. Ce jour-là, il n'y a eu heureusement aucune victime, grâce e à la compétence des policiers ; nous avons aussi bénéficié de la protection de la police pour regagner Dubreka. Cependant, très souvent, ces jeunes sont tués dans ces affrontements, surtout lorsqu'ils s'attaquent aux militaires qui, contrairement aux policiers, ne sont pas entraînés pour faire face à de telles émeutes.

6.1.2. La naissance de nouvelles solidarités urbaines

De façon générale, dans les quartiers enclavés de Conakry, les populations ont été contraintes de s'organiser pour répondre aux problèmes auxquels elles sont confrontées, en construisant des routes et en cherchant à résoudre les défaillances dans la fourniture d'eau potable et d'électricité. Cela a favorisé la naissance de solidarités et d'identités urbaines, qui s'expriment par la constitution d'associations féminines d'entraide (les séré) et de groupements de jeunes qui s'organisent comme défenseurs du quartier, dans un contexte d'insécurité. Ces organisations sont animées par des sentiments d'identification, ou même d'appropriation de sa rue ou de son quartier, perçu comme une propriété de ses habitants, qui doivent le défendre contre des dangers en provenance de l'extérieur comme, par exemple, l'épidémie d'Ebola. L'un des indicateurs de l'émergence de ces appartenances qui se recoupent parfois, mais pas toujours, avec les identités ethniques, est la fréquence de protestations, et parfois des révoltes violentes, autour du manque d'eau et d'électricité, ou d'autres problèmes locaux. Ces revendications empruntent souvent la forme de mouvements NIMBY [15] (Not In My Back Yard), qui apparaissent, à Conakry, comme une défense des intérêts de son secteur, de son quartier, de sa rue. : par exemple, les habitants d'une rue non goudronnée peuvent bloquer l'accès aux voitures, accusées de soulever trop de poussière, quitte à transférer le problème juste un peu plus loin. Dans la même lancée, pendant l'épidémie d'Ebola, certaines communautés ont refusé l'implantation des CTE (Centres de Traitement d'Ebola) dans leur quartier, de peur d'être contaminées. Si les riverains sont soucieux d'éloigner ces désagréments de chez eux, ils ne parviennent pas à avoir une vision plus vaste des problèmes locaux, à tisser des liens avec les habitants d'autres quartiers partageant les mêmes difficultés et, encore moins, à mener une action concertée pour améliorer les conditions de vie dans la commune urbaine dans son ensemble.

Nous sommes convaincus que, dans ces quartiers, l'épidémie d'Ebola a servi de détonateur pour exprimer les problèmes d'accès à certains services de l'Etat, notamment l'eau, l'électricité et les soins de santé, en accusant du même coup les autorités. En ville, les réticences ont été plus nombreuses dans les quartiers les plus enclavés, où le sentiment d'avoir été oublié par l'Etat est très fort. Ici, chaque fois que les acteurs de la Riposte se présentaient, les habitants avaient tendance, peut-être aussi comme stratégie de diversion, à

---

[15] Les mouvements NIMBY sont des formes d'association de riverains qui s'opposent à l'implantation d'un site industriel ou d'autres infrastructures dans leur quartier, en souhaitant qu'il soit transféré ailleurs. Ces mouvements sont considérés souvent comme des agrégations localistes qui s'opposent à des œuvres d'intérêt général ; l'utilisation du terme NIMBY est donc assez péjorative. Pour un aperçu de la vaste littérature consacrée aux NIMBY, voir Laurie Béhar et Vincent Simoulin, 2014.

opposer aux messages de sensibilisation des revendications concernant leurs problèmes quotidiens, relatifs au manque d'eau potable et d'électricité, à l'enclavement, à l'insalubrité ou à l'insécurité. Les séances de sensibilisation étaient donc des occasions pour demander à l'Etat guinéen et à tous les acteurs impliqués dans la Riposte d'aider la population locale à résoudre d'abord ces problèmes. Tel est le cas des quartiers périphériques enclavés, situés entre Conakry et Dubreka.

Ces quartiers très reculés étaient, à l'origine, des villages baga, situés au bord de la mer (notamment Fonfon Mèré et Ansoumanya plateau), sur lesquels de nouveaux quartiers sont venus se greffer. L'installation de nouveaux habitants n'a pas été précédée du lotissement, de la construction des routes, de la fourniture d'eau et d'électricité. De plus, l'une des particularités de ces quartiers réside du fait que, en raison de leur situation géographique, ils sont considérés comme des quartiers de la préfecture de Dubreka, où on les appelle des communes urbaines, mais les habitants s'y sont installés pour être plus proches de la capitale, où ils exercent des activités économiques. Du coup, leurs réalités n'ont rien à voir avec celle de la petite cité administrative de Dubreka, ordonnée et bien lotie, approvisionnée en eau et en électricité. Contrairement à Dubreka, où il y a peu de criminalité, dans ces quartiers il y a une forte insécurité et les vols à main armée sont très fréquents.

La condition de vie très difficile et particulière des habitants de ce quartier leur confère une forte identité. C'est dans ces quartiers que nous avons remarqué une très grande solidarité des populations, à la fois verticale et horizontale. Par exemple, les habitants les plus aisés, après avoir construit une villa avec un forage, permettent aux voisins de venir puiser l'eau chez eux. Tel est le cas d'un grand marabout considéré comme un bienfaiteur, ou d'une femme américaine, mariée à un Guinéen, qui a pu créer et diffuser un système de dépuration de l'eau des puits. Cette forme de solidarité est également alimentée par les bienfaits de certains voisins en faveur de leur quartier ou secteur, lorsqu'ils bénéficient d'une promotion au sein de l'appareil d'Etat. Ces derniers profitent souvent de leur position, de leur pouvoir pour privilégier les zones de proximité de leur résidence en orientant prioritairement les projets de bitumage des routes ou la fourniture d'électricité. Par exemple, à l'occasion de l'avènement des jeunes officiers au pouvoir en 2008, suite à un coup d'Etat, après la mort du président Conte, le quartier de Taouyah, où habitait la deuxième personnalité du régime, a bénéficié prioritairement du bitumage des routes de cette localité. La fourniture d'électricité s'est aussi améliorée, alors que les populations souffraient du délestage. Ces pratiques, qui ne datent pas d'aujourd'hui, ont été beaucoup plus courantes pendant la deuxième République, à l'image du Général Président Lansana Conté, qui avait construit dans sa sous-préfecture de Tanéné l'un des centres hospitaliers les mieux équipés de la Guinée Maritime, tout en privilégiant aussi cette zone dans la fourniture d'électricité. Toutes les routes qui mènent aux villages environnants ont été bitumées. Parfois, plusieurs hauts cadres de l'Etat ne font ces travaux publics que pour leur avantage personnel, mais du coup tout le lieu de résidence en profite. Il y a des cas où l'intéressé même n'est pas demandeur du service, qui lui est fourni par allégeance, dans une logique de corruption passive. De telles pratiques sont si courantes que, lorsqu'un résident ou un ressortissant du quartier bénéficie d'une promotion, les populations expriment des revendications. En août 2015, en pleine saison des pluies, des habitants d'un quartier de Matoto nous ont exprimé de telles attentes, en disant : « Regardez notre route, elle est dans quel état, alors que le Président de l'Assemblée nationale habite juste ici ! »

Il y a lieu de rappeler que certains de ces services, notamment la fourniture d'électricité, ne sont que temporaires, car les populations bénéficiaires peuvent les perdre à tout moment lorsque le membre de la communauté ou le voisin grâce auquel ils les ont obtenus perd son poste. Cette rivalité et la frustration qui en résultent se manifestent également par des protestations très violentes des jeunes. Ceux-ci empêchent la circulation des automobilistes, en barrant les routes pour réclamer le courant, et ils expriment ainsi leur sentiment d'abandon vis-à-vis de l'Etat. De telles pratiques contribuent à créer et à alimenter des rivalités entre les habitants des quartiers bénéficiaires et ceux qui n'ont pas droit aux mêmes privilèges. Or, cela constitue un obstacle au renforcement de la solidarité horizontale et à l'émergence de la société civile.

En ce qui concerne la solidarité horizontale, elle est matérialisée par le nombre très important de coopératives et d'associations d'hommes et de femmes, dont l'objectif est d'améliorer leurs conditions de vie. C'est en s'appuyant sur ces organisations que les populations d'Ansoumaya plateau et de Fonfon Mèré ont cotisé pour acheter des câbles électriques et installer des poteaux pour électrifier leur quartier.

Les voisins et les usagers des routes du quartier, souvent en mauvais état, se mobilisent régulièrement pour les réparer avec les moyens de bord en bouchant les trous ou en cassant les grosses pierres. Leur solidarité se manifeste souvent, dans un contexte où il n'y a pas d'espace et d'infrastructures publics pour leurs enfants, à travers la prise de possession des terrains et des maisons des particuliers. Dans cette zone, il y a de grandes maisons vides, où les propriétaires n'habitent pas, car ils attendent que leur quartier soit désenclavé. Ces maisons surgissent souvent sur des terrains de l'Etat, que les élus locaux ont revendus. C'est ainsi que les populations de Fonfon Mèré se sont emparées, par exemple, d'une école franco-arabe, en revendiquant qu'elle surgissait sur le terrain destiné à l'école publique. Ils ont aussi confisqué une maison, en la transformant en poste de santé. D'ailleurs, l'actuel ministre de la ville et de l'urbanisme a annoncé, le 7 septembre 2017, son intention de récupérer dans l'un des secteurs de ces quartiers enclavés de la commune urbaine de Dubreka, Dondolikhoure, 60 hectares de terrains de l'Etat, sur lesquels les gens ont construit des maisons. Pressé d'utiliser les domaines de l'Etat comme une décharge d'ordures de la ville de Conakry, le ministre a menacé de détruire plus de 200 maisons, sur lesquelles les agents ont marqué une Croix-Rouge pour signaler qu'elles étaient à démolir. Une telle décision s'est heurtée aux vives protestations des habitants, évidemment hostiles à la destruction de leur maison, mais aussi au projet de construction d'une décharge dans leur quartier.

Les différentes actions collectives que nous observons dans les quartiers de Conakry et en milieu rural sont, comme nous le montre la sociologie politique, l'œuvre des groupes d'intérêts porteurs d'une vision très étroite et limitée dans le temps de leurs problèmes. Sans réaliser que leurs problèmes sont partagés par beaucoup de leurs concitoyens, ils ne cherchent qu'à résoudre dans l'immédiat les difficultés auxquelles leur environnement de proximité est confronté, afin de continuer à vivre au jour le jour. D'où le caractère spontané, anarchique et violent des manifestations publiques qui ne bénéficient pas, en général, d'encadrement de véritables leaders de la société civile, porteurs d'un projet de société indépendamment des partis politiques et des communautés ethniques ou régionalistes. Parmi ces manifestations, nous pouvons ranger les réactions hostiles de certains quartiers pendant l'épidémie d'Ebola, soucieux de mettre leur quartier à l'abri de la contagion ou de la stigmatisation.

Néanmoins, nous pouvons considérer ces actions de révolte comme les prémices d'une société civile à l'état embryonnaire. Son émergence est empêchée par l'extrême pauvreté et l'analphabétisme ou le faible niveau de scolarisation des populations, l'instrumentalisation politique, les solutions réactives de bricolage à court terme. Surtout, comme l'explique Alain Marie (1994) l'émergence d'une véritable société civile, est entravée par une forte identification ethnique et communautaire, au détriment d'une solidarité horizontale élargie et d'une conscience de classe (Sompare 2015).

6.2. Bipolarisation et surcommunautarisation de la vie politique.

Pendant l'épidémie d'Ebola, la méfiance envers le gouvernement a été alimentée par les critiques de l'opposition, dans un contexte de forte bipolarisation de la vie politique qui reflète, en même temps, des divisions ethniques. En Guinée, il y a deux partis politiques principaux qui se disputent le pouvoir : le RPG, dirigé par le Président Alpha Condé, et l'UFDG, dont le leader est Cellou Dalein Diallo. Ces deux partis, soutenus par des militants motivés surtout par des considérations ethniques et régionalistes, entretiennent une mobilisation politique constante. Les activistes de chaque parti critiquent toute action du camp opposé et soutiennent de manière inconditionnelle leur leader, par exemple lors des manifestations ou de débats virulents et enflammés, à la radio ou à la télévision. Dans un tel contexte de bipolarisation de la vie politique, le Président Alpha Condé a été soupçonné d'avoir inventé ou entretenu l'épidémie, dans le dessein de retarder les élections présidentielles imminentes. Des rumeurs insinuaient aussi qu'il était en train de profiter de cette épidémie pour empocher l'aide internationale. Il a aussi été critiqué pour la lenteur de ses premières réactions, probablement dictées par la peur de décourager les investisseurs étrangers, particulièrement intéressés à la Guinée forestière, riches de ressources minières et forestières non exploitées. Il est vrai que, pour Alpha Condé, la région de la Guinée forestière représentait un important bassin électoral, sans lequel le Président risquait de ne pas être réélu en 2015. Il fallait donc chercher à ménager la susceptibilité des populations locales, tout en rassurant les investisseurs étrangers. C'est ainsi que, dans un premier temps, le gouvernement a opté pour une stratégie de gestion d'Ebola et de communication visant à dédramatiser l'épidémie, en évitant des mesures plus énergiques et contraignantes.

Plus tard, le président Alpha Condé a cherché à convertir l'épidémie d'Ebola en ressources politiques. Après les premières hésitations, il a essayé de montrer qu'il était en train de bien gérer la situation, en permettant à la Guinée d'éradiquer rapidement cette épidémie. C'est ainsi qu'il a commis quelques erreurs de communication, par exemple en déclarant qu'Ebola se terminerait avant soixante jours. Cette annonce a été mal interprétée, car il a donné l'impression de pouvoir contrôler l'évolution de l'épidémie, en alimentant les rumeurs par rapport à son implication dans l'apparition et le maintien d'Ebola en Guinée. Les rumeurs considérant Ebola comme le produit d'un complot du gouvernement guinéen et de ses partenaires internationaux étaient entretenues par les critiques de l'Opposition. Or, celles-ci se sont estompées lorsque la gravité de la situation a poussé tous les acteurs politiques à coopérer, dans un effort d'unité nationale, surtout après la visite du Président français, François Hollande.

6.3. La crise de l'autorité des élus locaux et des chefs de famille.

Au niveau local, la Coordination de la Riposte a adopté une stratégie de communication verticale calquée sur la structure administrative, dans l'espoir que les autorités locales, une fois sensibilisées, pourraient convaincre les populations à adhérer aux mesures de santé publique. Cependant, cette stratégie ne prenait pas en compte le manque de légitimation des autorités locales qui, après avoir gouverné pendant longtemps, étaient associées à la mauvaise gouvernance des différents régimes politiques. C'est l'une des raisons pour lesquelles plusieurs chefs de quartier manquaient de crédibilité. Leur autorité souffrait donc de l'usure du pouvoir, comme nous l'ont exprimé les jeunes d'un quartier de la commune urbaine de Dubreka, appelé Gberéyire, à l'occasion d'une révolte des populations de cette localité, qui avaient refusé les opérations de la Croix-Rouge suite au décès d'un sage. En juillet 2015, quand nous avons intégré un groupement de jeunes, appelé « staff », réuni autour du thé, l'un d'entre eux a tenté de m'expliquer la révolte de la population en ces termes :

« *Monsieur, dans notre quartier, le problème ce n'est pas parce que les gens refusent de se protéger contre Ebola. Ce n'est pas un problème d'Ebola. Ici, notre problème c'est ce chef de quartier-là, avec lequel les gens d'Ebola travaillent. Lui, il est chef depuis plus de vingt ans, car il était là depuis l'époque de Lansana Conte. Or, ils n'ont rien fait pour ce village, qui est devenu maintenant un grand quartier. Ici, on revend les terrains, regardez comment on a vendu rapidement tous ces terrains avec leur complicité. Quand les entreprises s'installent, ou des entrepreneurs qui exploitent le granite, ils payent des taxes, mais nous, on n'en profite pas et ils sont en train de détruire ce village. Si vous ne me croyez pas, allez au centre, proche du gisement de granite. Vous ne verrez aucun bâtiment qui n'a pas de fissures.* ». En effet, ces fissures que nous avons réellement observées dans ce quartier sur le bâtiment, sont provoquées par les explosifs utilisés par les entreprises pour extraire le granite. Donc, en plus de l'usure ou la confiscation du pouvoir par une seule personne ou les membres de sa famille, la corruption des élus locaux au détriment des intérêts de la population est très perceptible dans ces propos. Nous avons également observé, dans un autre village de la commune rurale de Dubreka, Kawomso, où il y avait une forte réticence, le même rejet des autorités locales, notamment le chef de quartier. Ici, le rejet a été d'ailleurs plus flagrant. Avant de me rendre dans ce village dans un contexte d'une forte réticence, matérialisée par la séquestration d'une jeune sociologue, j'ai réalisé à Dubreka un entretien avec un jeune originaire de la localité et diplômé de l'institut des Arts de Dubreka. Selon ce dernier, « *Le problème de Kawomso c'est le Président du district. Une seule famille ne peut pas garder seule, pendant longtemps, le pouvoir. C'est toujours eux, et les gens ne sont pas contents de leur travail* ». À Kawomso village, nous avons pu observer directement la mise en scène de la situation politique suite au lancement de la campagne de recherche active, au cours desquelles il fallait rechercher les malades en les incitant à se rendre à la consultation. Cela a donné lieu à une grande cérémonie, présidée par le préfet, pendant laquelle le président du district a fait allégeance au préfet, en lui offrant un bélier. Or, cette cérémonie avait été désertée par beaucoup de villageois : en particulier, les jeunes n'avaient pas assisté et les femmes étaient en retrait. Nous avons cherché à expliquer la faible participation de la population à cette cérémonie, qui avait suscité beaucoup plus d'enthousiasme dans les villages voisins, notamment Bamba, par l'impopularité d'un chef cherchant à profiter de cette cérémonie pour légitimer son pouvoir tout en faisant allégeance au préfet. C'est ainsi que nous avons conseillé aux membres de la coordination préfectorale de la Riposte de ne pas installer la table de consultation devant la concession du chef du district, même si ce dernier avait mis l'une de ses maisons à la disposition de son village, en la transformant en poste de santé provisoire. Cette proposition n'a pas été retenue, mais les populations par contre n'ont pas bien accueilli l'invitation de se rendre au poste de santé. Lorsque l'on a enfin déplacé la table de consultation, en l'installant dans une autre famille, les villageois s'y sont rendus en masse. Donc, cet absentéisme n'était pas un acte de sabotage contre la Riposte, mais c'était plutôt un acte de contestation d'un élu local, dont le fils était en même temps le CVV. Nous ne pouvons pas nier les efforts qui ont été fournis par ce président du district et sa générosité, en mettant à la disposition du village l'un de ses bâtiments. Cependant, l'implication d'un homme politique si impopulaire constituait involontairement une entrave aux actions de la Riposte.

6.3.1. La crise de confiance envers les chefs de quartiers et les conflits fonciers

Dans les hautes banlieues des nouveaux quartiers de Conakry, et dans les deux villes les plus proches de la capitale, notamment Dubreka et Coyah, les conflits se cristallisent autour du foncier. Malgré l'inflation des prix des terrains, la plupart des Guinéens cherchent à acheter un terrain pour se faire construire une maison, considérée comme le premier projet socio-économique, source de prestige. Les chefs de quartier sont souvent impliqués dans ces ventes, qui ne sont pas toujours transparentes, dans la mesure où un individu peut vendre un terrain familial sans demander l'autorisation de ses parents. Un même terrain peut être vendu à plusieurs personnes différentes : les chefs de quartier délivrent des attestations de propriété sans l'autorisation du ministère de l'urbanisme, qui a toujours brillé pour son absence. Or, plusieurs de ses cadres sont aussi impliqués dans ces mêmes pratiques de corruption. Le plus souvent, si les chefs de quartier ne sont pas accusés d'avoir vendu abusivement les terrains, ils sont soupçonnés dans leur arbitrage d'avoir tranché en faveur de l'un des protagonistes qui se disputent un même terrain. C'est dans ce contexte que, en 2015, l'un des chefs de quartier de la commune urbaine de Dubreka a été révoqué de ses fonctions directement par le gouverneur de la région.

Depuis 2010, suite à l'élection d'Alpha Condé, le leader du RPG, plusieurs de ses militants ont été désignés comme chefs de quartier à Conakry dans le cadre des délégations spéciales. Ils n'ont donc pas été élus, car des élections municipales ne sont pas organisées à Conakry depuis plus de dix ans, mais nommés par la commune ou le parti au Pouvoir RPG à un poste qui est pourtant électif. Cela a été particulièrement contesté dans les quartiers les plus proches de l'opposition, qui rejettent le fait d'être dirigés par des individus issus de la mouvance présidentielle. Cet état de fait est d'ailleurs en porte-à-faux avec les objectifs de la politique de la décentralisation qui vise à établir une relation de proximité et de confiance entre les populations et l'administration en s'appuyant sur les élus locaux à la base, notamment les chefs de quartier. Tous ces facteurs énumérés ci-haut, dont on n'a pas encore tiré les conséquences négatives, continueront d'affaiblir l'autorité des chefs de quartier. En effet l'Assemblée nationale et la cour constitutionnelle, suite à un accord des deux partis majoritaires UFDG et RPG, animés par des intérêts convergents, ont décidé que le poste de chef de quartier ne sera pas électif dans un avenir proche. Les chefs de quartiers et de district seront désormais nommés par le député élu dans chaque circonscription selon le système électoral majoritaire. Ces différentes raisons de la délégitimation des autorités locales expliquent les difficultés de la Riposte lorsqu'elle a voulu s'appuyer sur la structure administrative en place pour mener ses actions.

6.4. L'implication des jeunes et des femmes dans la résistance.

Les comportements de contestation et de sabotage à l'égard des élus locaux ont été accompagnés de la création de nouveaux espaces de discussions et de retrouvailles, réels (comme les forages et les points d'eau) ou virtuels, comme les réseaux sociaux. Ainsi, l'épidémie d'Ebola a contribué à l'expression de conflits latents liés au genre, à l'âge, à des formes d'exclusion de la vie politique, caractéristiques de la stratification sociale traditionnelle, mais peut-être peu adaptés aux exigences de la modernité. En effet, dans les organisations politiques traditionnelles africaines qui coexistent avec l'Etat moderne, les femmes et les jeunes sont exclus de la prise de décision. Or, la crise économique et sociale dont sont victimes les populations est imputée aux dirigeants et à leurs complices locaux, notamment les chefs de quartier ou de district et les chefs de famille. Leurs mauvaises conditions de vie sont ressenties comme les conséquences de mauvaises décisions des aînés. D'où l'affaiblissement de l'autorité des personnes âgées et des hommes adultes chefs de familles, surtout dans la région de la basse Guinée.

Sur le plan culturel et dans une perspective plus ethnologique, Il y a lieu de souligner que la révolte et la contestation de l'ordre traditionnel et des autorités étatiques de la part des jeunes et des femmes ont été beaucoup plus importantes et persistantes en basse Guinée. Cela s'enracine également dans une tradition où les couches juvéniles et féminines bénéficient de plus d'émancipation vis-à-vis des hommes et des aînés. L'aîné peul et surtout malinké serait plus autoritaire envers leurs cadets que leur homologue soussou. Les relations familiales sont plus détendues en milieu soussou que dans les autres groupes ethniques. Les femmes soussous bénéficient également de plus de liberté d'expression, qu'elles utilisent souvent pour protester et se disputer publiquement avec leur mari, lorsqu'elles s'estiment victimes d'un mauvais traitement ou d'un manque de reconnaissance dans la vie familiale. Autant elles sont réputées comme des femmes dévouées et débrouillardes, qui viennent en aide du mari pour contribuer au budget familial, autant elles sont redoutées pour leur liberté de parole vis-à-vis de l'époux, qui serait inconcevable dans d'autres ethnies.

Il y a lieu de souligner aussi que le PDG de Sékou Touré a largement fondé son projet révolutionnaire de renversement des hiérarchies traditionnelles sur les femmes et les jeunes de la Guinée Maritime. L'émancipation de la femme est symbolisée en Guinée par la figure de M'balia Camara, originaire de cette région, dans la préfecture de Dubreka et, plus particulier, de la chefferie traditionnelle de Tondon, située dans l'actuelle sous-préfecture de Tanéné. À la veille de l'indépendance de la Guinée, cette femme, imprégnée des idéaux égalitaires du PDG, avait contesté publiquement le chef de canton, qui n'hésita pas à la poignarder.

Les femmes et les jeunes ont été toujours présents sur la scène politique guinéenne, mais sans poursuivre forcément des objectifs favorables à leurs groupes sociaux. Ils ont plutôt été instrumentalisés par les pouvoirs en place ; d'autre part, ils ont profité de la situation en cherchant des avantages lors des élections, en marchandant leur soutien contre des avantages matériels et des promotions pour les hommes de leur famille.

Les femmes demeurent cependant la couche la mieux structurée et regroupée dans le séré, des associations féminines d'entraide et de solidarité, où les membres cotisent pour s'assister mutuellement lors de cérémonies ou d'autres événements importants dans la vie de chacune. Mais les sérés ne jouent pas un rôle dans la vie publique et politique ; même les épisodes de résistances contre la Riposte, où les femmes ont joué un rôle majeur, n'étaient pas orchestrés par le séré, mais plutôt dans le voisinage.

Dans les villages où il y a eu des épisodes de résistance, nous avons observé, à l'instar de nos collègues, que les révoltes commençaient invariablement par les cris des femmes, qui alertaient les jeunes, avec des mots qui accusent implicitement les hommes de ne pas défendre suffisamment leur quartier ou village : « *Vous qui êtes assis, vous qui êtes couchés, levez-vous !* ».

En ce qui concerne les jeunes, ils ne sont pas porteurs d'un projet politique et idéologique visant à lutter par exemple contre l'inégalité intergénérationnelle dont ils sont victimes ; la majeure partie des jeunes cherchent à s'allier ou à soutenir l'un des grands partis du pays pour accéder à l'emploi ou à la promotion à l'occasion de l'accès ou le maintien de ce parti au pouvoir. D'autre part, à l'image des femmes, ils profitent également de la politique du ventre, en faisant semblant de soutenir des candidats pour lesquels ils ne votent jamais, comme nous l'avons déjà expliqué ci-haut à propos des staffs.

6.5. Aux sources de la méfiance : les raisons historiques de la relation conflictuelle entre la population guinéenne et ses élites

La forte méfiance des populations guinéennes envers les autorités, que ce soit au niveau local ou national, ne peut pas être saisie sans se référer à l'histoire guinéenne, qui montre, curieusement, des accusations récurrentes de la part des présidents successifs de ce pays envers les élites, pendant des régimes politiques très différents. De telles accusations, d'abord exprimées par le leader socialiste Sékou Touré, se sont poursuivies jusqu'à l'actuelle présidence d'Alpha Condé, premier président guinéen élu démocratiquement, en passant par le régime hybride, à la fois militaire et civil, de Lansana Conté, de 1984 en 2008, et par la courte parenthèse de la prise du pouvoir du Capitaine Moussa Dadis Camara, entre 2009 et 2010.

La colonisation a favorisé l'émergence de nouvelles strates sociales, aussi bien dans les couches inférieures de la société (dockers, travailleurs journaliers dans les plantations, travailleurs forcés impliqués dans la construction des routes et des chemins de fer…) et dans les strates supérieures. En particulier, les Guinéens ayant commencé à fréquenter l'école coloniale deviennent des cadres subalternes de l'administration française. Le système colonial a utilisé les premiers Africains scolarisés comme intermédiaires entre l'administration et les populations locales, en leur attribuant ainsi un certain pouvoir, qui pouvait être utilisé pour défendre les intérêts des autochtones, mais aussi pour les dominer. De plus, comme le note Claude Rivière (1972), les colonisateurs affectent systématiquement les fonctionnaires loin de chez eux, en pensant qu'ils pourraient se comporter de manière plus impartiale, sans être conditionnés par des liens d'amitié ou de parenté.

Ces circonstances historiques ont amené les Guinéens à considérer, surtout en milieu rural, que les instruits pouvaient être dangereux et trahir les membres de leur famille ou communauté villageoise, même s'ils pouvaient également agir en tant que protecteurs face aux abus de l'administration et défenseurs des intérêts de leur village. Comme l'a expliqué Gérard pour le cas malien, les instruits font l'objet d'une représentation ambivalente car, d'une part, la représentation sacrée de la connaissance est transposée sur le savoir scolaire, si bien que les intellectuels sont comparés aux savants traditionnels, détenteurs de la connaissance mais aussi de savoirs ésotériques et pouvoirs surnaturels. Cependant, cette même connaissance pourrait être utilisée pour dominer les illettrés, ce qui inspire la méfiance envers les instruits, comme le note Botta Somparé (2015), en référant le commentaire d'une mère analphabète sur sa seule fille scolarisée. « *Elle est la plus intelligente de toutes mes filles. Elle est si intelligente qu'elle pourrait nous prendre, moi et ses sœurs, nous mettre dans un sac et nous vendre au marché, si on ne fait pas attention* ». La méfiance envers l'élite intellectuelle a été très visible pendant l'épidémie. À la campagne, nous nous sommes aperçus que les villageois se sentaient livrés aux travailleurs de la Riposte, perçus comme des représentants de l'Etat et des élites intellectuelles, comme le montre le discours d'un homme de Forecariah, pendant la campagne de micro-cerclage : « Vous *êtes ceux qui savent. Vous dites que nous souffrons d'Ebola ici, et nous n'avons pas de choix, si ce n'est de vous croire. Nous allons vous obéir. Faites ce que vous devez faire pour arrêter tout ça. Mais sachez que nous, on ne connaît pas. Vous êtes ceux qui connaissent. Si vous faites de mauvais choix, qui amènent des malheurs dans nos villages, vous en serez les seuls responsables* ».

À l'indépendance, les employés instruits de l'administration coloniale ont formé la classe dirigeante du jeune Etat guinéen. Par conséquent, ils ont été considérés comme les responsables du sous-développement des pays africains ; ils ont aussi été accusés d'avoir aidé les anciennes puissances coloniales, dont ils étaient proches, de continuer à s'ingérer dans les affaires de leurs anciennes colonies.

De manière assez paradoxale, les différents régimes politiques guinéens ont entretenu une certaine méfiance envers les élites. Le premier président guinéen, Sékou Touré, à la tête du PDG (Parti Démocratique de Guinée), soutenu par les strates sociales les plus pauvres, avait opté, en 1958, pour une indépendance immédiate, plutôt que pour l'autonomie dans le cadre de l'Union française préconisée par le Général de Gaulle, afin de maintenir des relations étroites entre la France et ses anciennes colonies. Néanmoins, tous les Guinéens n'adhéraient pas au point de vue du Président ; le principal parti de l'Opposition, le BAG, (Bloc Africain de Guinée), dirigé par Yawondo Barry et soutenu surtout par les élites politiques proches de l'Administration coloniale, ne soutenait pas le projet d'une indépendance immédiate et quelque peu brutale, qui conduisit en effet à la rupture de toute relation diplomatique avec la France. À partir de ce moment, Sékou Touré soupçonna la France de s'appuyer sur les élites intellectuelles pour déstabiliser son pouvoir, aussi parce que beaucoup de membres de cette bourgeoisie avaient décidé de vivre à l'étranger, au Sénégal ou en Côte d'Ivoire, qui maintenaient des relations étroites avec la France. Ils voulaient fuir d'un régime socialiste autoritaire, qui allait les priver de leur liberté d'expression et même mettre leur vie en péril, comme les milliers d'opposants politiques morts dans les prisons du Camp Boiro.

La rhétorique nationaliste visait aussi à présenter les membres des élites comme des traîtres, ayant fui la Guinée pour vivre des vies confortables à l'étranger, au lieu de participer au développement de leur pays. Un glissement sémantique est révélateur de cette attitude, dans la mesure où les opposants politiques ont commencé à être appelés des « anti-guinéens »

De plus, les Peul étaient nombreux dans l'Opposition, car les idéaux égalitaires de Sékou Touré et ses tentatives d'affaiblir l'autorité des élites traditionnelles contrastaient avec leur conservatisme politique. Les Peul, fondateurs de l'Etat théocratique du Fouta Djallon, étaient habitués à une organisation politique traditionnelle très stratifiée et hiérarchisée. C'est pourquoi Sékou Touré a introduit un préjugé envers cette ethnie, accusée de se comporter comme des ennemis du peuple, des anti-Guinéens déterminés à s'emparer du pouvoir. Des tentatives successives de coups d'Etat, réelles ou supposées, ont mis en exergue le rôle joué dans l'Opposition au régime par les intellectuels vivant à l'étranger, parmi lesquels les Peul étaient particulièrement nombreux.

Après la mort de Sékou Touré, en 1984, le nouveau régime conduit par le Général Lansana Conté essaya d'améliorer les relations diplomatiques de la Guinée avec les pays occidentaux, tout en demandant aux élites intellectuelles de la diaspora de revenir, pour mettre leurs qualifications et l'expérience acquise à l'étranger au service du développement de leur patrie. Cela a créé une forme de compétition entre les élites de retour et les hauts fonctionnaires locaux qui, en sentant leurs postes menacés, ont insisté sur les souffrances et les privations qu'ils avaient endurées pendant le régime de Sékou Touré et sur le fait qu'ils méritaient une récompense. Cependant, même le Président Lansana Conté, au moment de l'introduction du multipartisme en Guinée, a eu recours à la rhétorique nationaliste lorsqu'il a dû faire face à une opposition principalement constituée par les membres de la diaspora.

Dans les années 1990, dans une période de violents conflits armés en Afrique Occidentale, Conté s'est présenté comme le défenseur de la paix et de l'ordre en Guinée, en associant au désordre toute forme d'opposition. Dans un tel contexte, les opposants guinéens issus de la diaspora ont été considérés, encore une fois, comme des ennemis porteurs de désordre : leur refus de supporter l'action du gouvernement a été interprété comme le désir de plonger leur pays dans le chaos de la guerre. De plus, Lansana Conté, qui savait à peine lire et écrire, s'est présenté comme un paysan-soldat, un homme illettré qui avait chargé les intellectuels et les technocrates de diriger le pays en les nommant dans son gouvernement. Par conséquent, chaque fois qu'on le critiquait, le président répondait : « *Moi, je ne sais pas. Ce sont eux qui ont étudié, ce sont eux qui prennent toutes les décisions. Ils n'ont qu'à décider tout ce qui est bien pour le bien* ». Enfin, aussi pour préserver la sacralité du pouvoir typique de beaucoup de cultures africaines, le bilan négatif du régime de Lansana Conté a été attribué aux élites intellectuelles qui l'avaient entouré et trahi, en ruinant le pays qu'il aimait. (Somparé 2013)

À sa mort, son successeur Moussa Dadis Camara, à la tête d'un régime militaire, a entièrement adhéré à cette interprétation, en décidant que beaucoup de politiciens de l'entourage de Lansana Conté seraient soumis à un procès médiatique. C'était là le début du Dadis show, qui a coïncidé, à notre avis, avec le point d'orgue de la méfiance envers les élites. Tous les soirs, le Président de la junte militaire apparaissait sur les écrans, en s'érigeant en juge suprême, devant lequel défilaient les membres de l'ancienne classe dirigeante. Pendant un interrogatoire détaillé, les Guinéens apprenaient comment leurs politiciens avaient détruit le pays et miné son économie pour leur profit personnel, par exemple en bradant les usines minières à des prix dérisoires contre des pots-de-vin, ou en faisant partie des réseaux liés au trafic de drogue. Dans ce spectacle, Dadis apparaissait comme un justicier, qui était venu sauver son pays des élites corrompues et pour restaurer la vision de Lansana Conté. Même l'actuel Président, Alpha Condé, membre de l'élite intellectuelle qui a passé en France la plupart de sa vie, n'a pas hésité à diaboliser les élites de l'ancienne classe dirigeante, dans le dessein de critiquer ses opposants, qui avaient occupé des postes de pouvoir pendant la deuxième République. C'est ainsi qu'il impute à son tour les défaillances du régime de Lansana Conté aux anciens technocrates ministres qui l'entouraient. Pour lui, Lansana Conté avait dit clairement qu'il n'était pas intellectuel et il avait demandé à ses ministres de prendre de bonnes décisions pour la Guinée, mais ces derniers avaient profité pour détourner et pour trahir sa confiance. Ces propos correspondent aussi à la volonté de Président Condé d'affaiblir ses opposants qui ont été des anciens ministres de Conté, diplômés de l'Université, notamment Sidya Touré et Cellou Dalein Diallo.

6.6. Ebola dans le contexte international

L'épidémie d'Ebola dont nous parlons dans ce livre a été unique dans l'histoire pour plusieurs raisons : son ampleur, sa propagation rapide aussi bien en milieu rural que dans les grandes villes, sa dimension transnationale qui a fait en sorte que le virus ait touché, en même temps, trois pays voisins. Alors que ce virus s'était toujours cantonné à sévir dans des zones rurales très enclavées, surtout en Afrique centrale, cette fois-ci il a été à l'origine d'une véritable urgence sanitaire sous régionale d'abord, puis internationale : dans un contexte de mondialisation, il s'est répandu en suivant les itinéraires des voyageurs africains prenant l'avion en direction de l'Europe et des Etats-Unis. Il est important de rendre compte de la dimension transnationale de cette épidémie et des problèmes que cela a posés dans sa gestion. La difficulté de contrôler les déplacements des individus, dont nous avons fait état en parlant de la question du suivi des contacts, ne s'est pas posée seulement à l'intérieur de la Guinée, mais aussi aux frontières, où des mesures policières de contrôle ont été instaurées entre la Guinée, le Libéria et la Sierra Leone. D'autres pays de la sous-région, tels que le Sénégal et la Côte d'Ivoire, ont opté pour la fermeture des frontières pour freiner la propagation de l'épidémie. Les dirigeants ont ainsi répondu aux inquiétudes des populations, soucieuses d'être contaminées, tout en cherchant à apparaître comme des gouvernants soucieux de la santé de leurs populations. Cela est bien perceptible dans les propos de la ministre sénégalaise, annonçant et justifiant la fermeture des frontières sénégalaises sur les antennes de RFI, en mars 2014 : « Comme nous sommes un pays organisé, nous avons décidé de fermer les frontières avec la Guinée afin de protéger notre pays ».

Or, il faut considérer que la décision de fermer les frontières n'a pas de fondement historique et anthropologique. Elle ne tient pas compte de l'existence des espaces économiques et politiques qui ont toujours existé en Afrique, bien avant la colonisation. Beaucoup d'historiens et anthropologues ont déjà montré cette réalité, notamment Elikia Mbokolo et Jean-Loup Amselle (1985) et l'historien sénégalais d'origine guinéenne Boubacar Barry (1988). Ces espaces internationaux africains, qui ont survécu aux conjonctures historiques telles que la colonisation et les indépendances, ont toujours été des lieux d'échange des biens, de rencontre et de brassage des populations africaines. Ils sont matérialisés, par exemple, par l'existence des marchés hebdomadaires internationaux dans ces zones frontalières, comme celui de Guéckedou en Guinée forestière. Ils continuent d'exister malgré la diversité des orientations ou les divergences, voire les conflits, entre les dirigeants. Ces échanges ont largement contribué à la survie des populations africaines fragilisées et confrontées aux crises économiques, à travers des activités économiques informelles qui échappent le plus souvent au contrôle des gouvernements. Les marchés transfrontaliers, comme celui de Guéckedou, regroupent des populations souvent homogènes en ce qui concerne leur langue et leur culture, mais séparées par les frontières fictives héritées de la colonisation. Les pays de l'Afrique de l'Ouest appartiennent d'ailleurs à un grand ensemble ayant des caractéristiques culturelles, économiques, sociales et politiques communes, cimentées par des liens socio-historiques. Les événements qui arrivent dans un pays touchent forcément les pays limitrophes : tel est le cas, par exemple, de Gueckedougou, qui jouissait de sa situation frontalière et de ses activités agricoles, qui avaient contribué à en faire un grand centre d'échange économique, où le commerce était florissant. C'est pourquoi le marché hebdomadaire de Gueckedou était l'un des plus importants de la région, où les commerçants et consommateurs guinéens, libériens, léonais, libériens et maliens se retrouvaient chaque mercredi. Au début des années 2000, cette même situation géographique va se transformer d'atout en handicap, en exposant ainsi la ville aux attaques terroristes venant du Libéria et de la Sierra Leone voisins. La Guinée forestière a, d'ailleurs, été investie par les flux de réfugiés fuyant les conflits du Libéria et de la Sierra Leone : beaucoup de camps de réfugiés ont été installés dans cette région, en exposant ainsi la Guinée aux attaques des rebelles. Suite à la guerre civile en Côte d'Ivoire, beaucoup d'Ivoiriens qui avaient fui leur pays ont occupé et exploité les forêts du mont Nimba au niveau de la préfecture de Lola.

La difficulté à maîtriser l'épidémie s'explique en partie par le fait qu'elle a été, dès le départ, considérée seulement dans sa dimension nationale, comme un problème de santé publique d'abord de la Guinée, puis de la Sierra Leone et du Libéria. La prise de conscience de sa dimension transnationale a été tardive, mais elle est perceptible dans les propos de la présidente du Libéria Hellen Johnson Sirleaf qui, pendant l'automne 2014, a déclaré : « Tant qu'un seul pays est touché, toute la sous-région ne sera pas à l'abri de l'épidémie ». La fièvre hémorragique d'Ebola aurait donc dû être considérée, avant tout, comme une épidémie des zones forestières de l'Afrique occidentale, sans pour autant stigmatiser les habitants de la forêt. On doit être conscients que ce virus traverse constamment les frontières poreuses de ces Etats où les échanges de populations et de marchandises sont très intenses. Or, cette conscience d'appartenir à un même espace culturel et géographique, cette solidarité et cette vision stratégique ont manqué à beaucoup de dirigeants. L'exemple le plus frappant est celui du président nigérian Goodluck Jonathan, regrettant le premier cas d'Ebola dans son pays : « Jusqu'à présent nous étions à l'abri de cette épidémie, si ce forcené n'avait pas quitté son pays pour venir ici, alors qu'il se savait contaminé ». Le même manque de vision globale transfrontalière et stratégique de l'épidémie a aussi empêché les trois pays les plus touchés de mettre en place une stratégie concertée et coordonnée de gestion de l'épidémie. Par exemple, le Libéria avait proclamé dès le début de l'épidémie l'état d'urgence, la Sierra Leone trois journées de confinement de la population, mais la Guinée n'a adopté aucune de ces mesures.

Globalement, cette épidémie a été révélatrice d'une faible solidarité entre les pays ouest-africains, tout en mettant à jour les faiblesses des politiques d'intégration continentale et surtout régionale. La CEDEAO (Communauté des Etats de l'Afrique de l'Ouest), autrefois très impliquée dans les conflits de la région à travers sa force militaire, l'ECOMOG, n'a joué aucun rôle décisif. L'OUA (Organisation de l'Unité Africaine) ne s'est rattrapée que tardivement, en envoyant à la rescousse de la Guinée quelques matériels logistiques, notamment des voitures 4*4 et des médecins épidémiologistes. Ce qui est paradoxal, le Maroc, qui ne fait plus partie de l'OUA depuis des décennies, a manifesté une certaine solidarité en ouvrant ses frontières aériennes et en accueillant l'équipe de football guinéenne, qui utilisait les infrastructures sportives marocaines pour jouer les matchs qui, à cause d'Ebola, ne pouvaient plus avoir lieu en Guinée. Ce manque de solidarité contraste avec le fait que, au niveau international, la stigmatisation d'un ou deux pays a rejailli sur tout le continent africain. Tel est l'exemple frappant de l'Ouganda. Dans le cadre de la compétition internationale de football, en se protégeant de l'épidémie, les autorités ougandaises ont presque mis en quarantaine les footballeurs guinéens, tout en réduisant au minimum les membres de la délégation qui accompagnait les joueurs. Ces derniers ont été isolés au point de les loger dans de très mauvaises conditions dans un hôtel miteux, afin de mettre, selon eux, leur population à l'abri de l'épidémie. Comme ironie du sort, une élève ougandaise a subi en Italie, le 23 octobre 2014, le même genre de marginalisation et d'ostracisme lorsque les parents d'élèves d'une école ont décidé de retirer leurs enfants, car la petite venait tout juste de rentrer d'un voyage en Ouganda. Cela montre que, dans un contexte où l'on ne fait pas une très grande distinction entre les états africains et leurs populations, toute personne en provenance d'Afrique pouvait être considérée comme une menace de santé publique.

L'incapacité des Etats frappés par l'épidémie et le manque de solidarité sous régionale et continentale ont été comblés par une forte solidarité internationale, dictée aussi par la peur de voir cette maladie se transformer en pandémie, en touchant ainsi les autres nations du monde. Rappelons d'ailleurs que des cas ont été enregistrés en Espagne et aux Etats-Unis.

Or, cette implication mondiale a souvent été mal interprétée, ou du moins ressentie, par les populations locales, si bien que l'hostilité envers les Institutions internationales et leurs travailleurs a été particulièrement perceptible pendant l'épidémie. Selon les rumeurs, ces institutions et, en particulier, la Croix-Rouge, ont été accusées de vouloir contaminer délibérément les patients, ou de les tuer au lieu de les soigner, afin de leur soustraire le sang et les organes à vendre à de riches patients occidentaux. Ces représentations, où les Institutions internationales sont présentées comme des entités puissantes, malfaisantes et prédatrices (un peu comme les sorciers qui « mangent » leurs victimes) se fondent sûrement sur un sentiment anticolonial et antioccidental, surtout cultivé par le premier régime nationaliste de Sékou Touré. Elles s'enracinent aussi dans l'histoire des relations de l'Afrique Occidentale avec l'Europe : de la traite des esclaves jusqu'à la colonisation, ce rapport a été longtemps marqué par la domination, la violence, la prédation et l'exploitation des individus et des ressources. Comme le souligne Agier (2010) en Guinée les travailleurs humanitaires sont perçus comme des individus qui « ont pris le relais des colons et des fonctionnaires de la colonie, puis des coopérants porteurs de développement, pour incarner les nouvelles modalités de la présence et de la domination des blancs » (Agier 2010 : 989). Cette représentation a été particulièrement renforcée par le fait que, au cours de cette crise sanitaire, chaque pays a surtout bénéficié de la coopération des anciennes puissances coloniales : la Guinée a été assistée par la France et la Sierra Leone par l'Angleterre. Quant au Libéria, il s'agit d'un Etat relativement récent, fondé en 1822 par les descendants des anciens esclaves afro-américains de retour en Afrique, qui a surtout joui de l'aide américaine. Dans le cas guinéen, la post-colonie apparaît bien dans cette boutade du Président Hollande, s'adressant à son homologue guinéen Alpha Condé à l'occasion de son accueil chaleureux en Guinée : « *Mais comment avez-vous fait pour trouver tous ces drapeaux français ? Parce que, après 1958, on n'en trouvait plus en Guinée !* »

Conclusion

En mars 2014, l'épidémie d'Ebola est apparue en Guinée comme une maladie mystérieuse et terrifiante, qui tue toute personne contaminée car elle serait, selon les premiers messages de sensibilisation, sans remède. Dès lors, elle a été perçue par les populations comme un phénomène nouveau et inquiétant, dont l'éradication impose une profonde modification de leur manière habituelle de vivre. C'est ainsi qu'elle a suscité beaucoup d'interrogations soulevant des énigmes, dont certaines ne sont pas encore résolues. Les spécialistes de la santé sont encore à la recherche des raisons pour lesquelles la fièvre d'Ebola, considérée comme une maladie des villages très reculés et enclavés de l'Afrique Centrale, a pu survoler plusieurs pays limitrophes avant d'atterrir en Guinée où elle a duré pendant deux ans.

En tant que sociologue, je me suis intéressé plutôt à une autre énigme : suite à l'apparition de l'épidémie d'Ebola en Guinée, pourquoi des Guinéens ont mal accueilli, agressé violemment, voire tué ceux qui étaient venus les aider, en les mettant à l'abri de cette maladie ? Pourquoi toutes ces méfiances et soupçons des populations guinéennes envers des professionnels de la santé notamment les médecins, les acteurs de la Riposte de façon générale et les étrangers travailleurs humanitaires pendant cette épidémie en Guinée ?

Avant de répondre à ces interrogations, il y a lieu de rappeler d'abord que les réticences et les résistances contre les actions humanitaires de la Riposte ont, à la fois, des causes immédiates et lointaines. Si certaines de ces réactions peuvent être expliquées à travers les réalités sociales, culturelles, économiques et politiques de la Guinée, d'autres dérivent des caractéristiques même de la Riposte et de l'interaction entre les opérateurs et les populations locales.

La communication de la Riposte : un dispositif créateur des réticences

Nous avons pu montrer, dans cette étude, comment la Riposte elle-même, du fait de ses caractéristiques et ses interactions avec les populations, a contribué à créer et à entretenir les réticences. Comme l'écrit Le Marcis (2016), la réticence peut être en grande partie appréhendée comme une réaction à la violence du dispositif. En nous appuyant sur la démarche de la socio-anthropologie du développement ou du changement social, nous avons pu comprendre que quelques difficultés de la Riposte résidaient du fait qu'elle n'avait pas tenu compte de certains dynamismes internes, notamment les savoirs locaux et des pratiques en matière d'hygiène, qui n'étaient pas pourtant toujours contradictoires et incompatibles avec ses mesures. Du coup, plusieurs recommandations apparaissaient comme des greffes non réussies.

Tel est le cas, par exemple, des messages de sensibilisation concernant l'hygiène, qui ont stigmatisé les populations, sans tenir suffisamment compte de leurs difficultés pour se procurer de l'eau, afin de se rendre propres et se mettre à l'abri des maladies. D'ailleurs, l'essor des entreprises de production des eaux minérales témoigne bien de cette préoccupation des populations à consommer de l'eau propre afin de préserver leur santé. La Riposte n'a pas pu s'inscrire sur une dynamique qui mobilise d'abord de bonnes pratiques antérieures et des savoirs locaux comme acquis, avant d'ajouter de nouvelles consignes qui devraient les compléter. Même si certaines des pratiques d'hygiène étaient en porte-à-faux avec le contexte d'urgence sanitaire, il aurait été plus judicieux de les discuter avec les populations en soulignant, à cette occasion, leurs faiblesses ou limites dans le cadre d'une communication plus interactive basée sur l'écoute. Or nous avons plutôt assisté pendant la lutte contre cette épidémie à une communication verticale, où les communicateurs des actions de mobilisation sociale s'adressaient à une population considérée analphabète et attachée à des coutumes archaïques.

C'est dans ce contexte que la coordination nationale de la lutte contre Ebola a continué à diffuser les messages de sensibilisation concernant les conduites, notamment les précautions d'hygiène à respecter pour se mettre à l'abri de cette maladie, sans pour autant se préoccuper pour chercher à savoir si leurs messages étaient compris par les récepteurs. De plus, les sensibilisations de la Riposte à travers les ONG locales et des institutions internationales, notamment l'UNICEF qui détenait le leadership de la mobilisation sociale, étaient réalisées dans une logique quantitative et extensive, dans un contexte où les sensibilisateurs doivent faire l'autopromotion de leurs institutions tout en justifiant leurs propres performances sur le terrain. Le but était donc de toucher par les messages le maximum d'individus et de localités sans pour autant se préoccuper de savoir s'ils ont été bien compris. Néanmoins, le rapport très tendu entre les acteurs de la Riposte et les populations, caractérisé par la méfiance, la distance et le manque de confiances des uns aux autres constituait une barrière presque infranchissable des messages de sensibilisation, qui se sont heurtés à un mur d'incompréhension. De plus, parmi les sensibilisateurs il y avait peu de personnel qualifié en la matière. La plupart des jeunes qui diffusaient les messages à l'aide d'une boite à image, n'avaient pas forcément une formation en communication. C'est pourquoi ils ont surtout informé, au lieu de communiquer. A la radio, à la télévision et dans les meetings, les informations étaient transmises par des journalistes dont les discours n'obéissaient pas forcément à un plan de communication conçu par les spécialistes. Finalement les argumentaires de la réticence, fondés sur des rumeurs, qui s'appuyaient sur une rhétorique très rodée, avaient fini par influencer les populations plus que les messages officiels de la communication pour le changement de comportement de la

Riposte. C'est ce qui nous a amené, dans la présente étude, à nous intéresser aux différentes rumeurs en les répertoriant d'abord et en les classant selon leurs registres notamment économiques, politique, traditionnel ou culturel et religieux. Déjà pendant l'épidémie, nous avions procédé à leur déconstruction, afin de permettre aux communicateurs de concevoir et de diffuser des messages plus ciblés et diversifiés qui tiennent comptent du caractère hétérogène de la société et les impacts de la Riposte selon les catégories socioprofessionnelles. Nous avons également montré les causes de la propagation rapide des rumeurs et leurs persistantes en soulignant que certaines d'entre elles s'appuient sur un noyau narratif persistant renvoyant à des mythes : le cas de Tana illustre bien une telle situation.

L'une des principales difficultés de la communication était liée à son approche, qui a mal appréhendé les diverses populations, désignées par la même étiquette de « communautés » et considérées comme des groupes homogènes. Cela a eu pour corollaire l'élaboration et la diffusion des messages de sensibilisation ne prenant pas en compte la différenciation des couches sociales dans la société guinéenne et l'existence en son sein des catégories socioprofessionnelles, dont les conduites des membres obéissaient souvent à des intérêts catégoriels. Cette vision simpliste et réductrice des communautés a amené, le plus souvent, les acteurs de la Riposte à imputer les réticences ou les résistances à tous les habitants d'un village ou d'un quartier, que l'on expliquait souvent de manière culturaliste, avec tous les préjugés que cela comporte. D'où des propos récurrents de la part des acteurs de la Riposte, notamment les jeunes superviseurs médecins lorsqu'ils critiquaient les réticences des populations : « Qu'est-ce que c'est difficile et malheureux d'être analphabètes et paysans, ils ne comprennent rien même si on veut les sauver ». Ils étaient donc souvent jugés comme des ignorants vivant dans l'obscurantisme, au point de ne pas pouvoir faire une distinction entre ce qui était bon ou mauvais pour eux. Or, nous avons pu remarquer, dans plusieurs localités du milieu rural où il y avait des réticences, qu'une bonne partie des populations n'étaient pas réfractaires à la Riposte et que les réticences étaient alimentées voire dirigées, dans certains cas, par leurs ressortissants lettrés et citadins dans un contexte d'interdépendance entre les villes et les campagnes. C'est pourquoi nous avons finalement utilisé le concept de réseaux communautaires de résistances, en montrant comment la diffusion de certains biens nouveaux, notamment les motos-taxis, le téléphone portable et Internet ont contribué à diffuser des rumeurs qui suscitaient et entretenaient les réticences. Dès que l'on déclarait l'existence d'Ebola dans une localité donnée, ses habitants étaient aussitôt inondés d'appels ou de messages téléphoniques de leurs ressortissants qui les exhortaient à la désobéissance ou à la méfiance. Dans d'autres cas, cependant, les lettrés citadins ont joué un rôle positif. Monsieur Traoré, un haut cadre de l'enseignement supérieur, nous a raconté par exemple que, lorsqu'il s'est rendu dans son village de la Haute Guinée, pendant l'épidémie d'Ebola, il a cherché à sensibiliser les habitants en profitant de son statut de cadre et notable, qui avait déjà effectué plusieurs réalisations, notamment en construisant une école pour sa communauté villageoise dans l'un des villages de la préfecture de Kouroussa. Ainsi, en évitant de serrer la main des gens, mais aussi en se levant fréquemment pour se laver les mains, il a cherché à transmettre un message relatif à la réalité de l'épidémie en cours et à la nécessité de se conformer à ses consignes.

Les populations guinéennes, à leur tour, ont réagi à la Riposte en attribuant la même étiquette à tous les acteurs impliqués dans la lutte contre cette épidémie. C'est ainsi que les acteurs de la Riposte étaient inscrits, à leur insu, dans un rapport d'altérité et de confrontations avec les populations. La dénomination « Les gens d'Ebola » avait une connotation négative teintée de préjugés. Cela était souvent perceptible dans les propos très fréquents dans les quartiers, avec des cris d'indignation et de révolte : « *Ces gens d'Ebola — là sont venus. Qu'est-ce qu'ils sont venus faire ici ? Ils ne sont pas bons. Ils n'ont qu'à quitter ».* Suite à un décès à Boke, pendant la période d'observation de 100 jours, après la disparition des derniers cas, les opérateurs de la Riposte, surtout la Croix-Rouge, étaient toujours mal accueillis, comme il apparaît dans les propos d'un habitant de cette ville désagréablement surpris de les voir : *« Mais on ne comprend plus ces gens d'Ebola. Ils ont dit qu'il n'y a plus d'Ebola en Guinée. Qu'Ebola est parti, maintenant qu'est-ce qu'ils sont venus faire encore ? Ou ils veulent l'introduire encore. Nous sommes vraiment fatigués de ces gens ».*

Le rôle des socio-anthropologues pendant l'épidémie

Les socio-anthropologues ont pu aider la Riposte à adapter ses opérations aux différents contextes socio-économiques et culturels des localités de leurs interventions. Dans les conditions normales et conformément aux démarches habituelles de la sociologie et de l'anthropologie, ces études auraient dû être effectuées avant les interventions de la Riposte. Cependant, en raison du contexte d'urgence, il y avait une simultanéité entre les études des socio-anthropologues et les autres activités de la Riposte. Dans la plupart des cas, les socio-anthropologues venaient après le passage des médecins et des communicateurs, dont ils étaient amenés à souligner les erreurs, avec une posture critique pouvant irriter ces professionnels, appelés à être en contact constant avec les populations et à encourir davantage de risques. Ces démarches méthodologiques, dont le caractère inédit a été dicté par le contexte d'urgence sanitaire, demandent à être partagées, discutées et capitalisées dans la communauté scientifique des socio-anthropologues afin d'être vulgarisées et utilisées ultérieurement.

Un apport important de la socio-anthropologie a été lié à la quarantaine et au micro-cerclage. Ainsi, après avoir étudié les impacts socio-économiques de telles mesures dans les préfectures de Dubreka et Forecariah, nous avons pu indiquer quelques pistes pour la recherche des contacts en fuite. À travers la notion de division de la division sexuelle du travail et de l'espace, mais aussi grâce à la compréhension de la circulation des femmes et des enfants dans le cadre du mariage et du fosterage, il a été plus aisé de cerner les raisons de la fuite des épouses vers leur famille d'origine, dans un contexte où la résidence est virilocale ou patri-virilocale.

Le sociologue et l'anthropologue sont aussi bien placés pour expliquer les raisons des réticences qui s'enracinent dans des réalités sociales et culturelles préexistantes. En particulier, nous avons cherché à démontrer dans cette étude comment certaines pratiques du système de santé guinéen, antérieures à Ebola, constituent un terreau très fertile à la propagation rapide de cette épidémie.

C'est ce qui nous a amené à étudier le rapport entre soignés et soignants, caractérisé par le clientélisme du personnel de santé et la solidarité verticale qui lie les soignants à leurs parents pauvres et les amène à jouer également le rôle d'assistants sociaux. D'ailleurs, comme nous avons souligné en nous appuyant sur des illustrations concrètes, ce lien social a constitué, dans beaucoup de cas, le fil conducteur de la maladie d'Ebola. À Conakry, les médecins épidémiologistes ont eu des difficultés pour circonscrire l'épidémie, surtout dans le contexte urbain chaotique de Conakry, caractérisé par l'insuffisance d'infrastructures sanitaires. Comme il a été montré par Jaffré et Olivier de Sardan, les patients ne fréquentent pas les centres de santé en raison de la proximité territoriale, mais ils se rendent plutôt dans les structures ou ils ont un parent ou des relations personnelles.

L'exemple de la ville de Conakry montre que, dans un contexte d'insuffisance d'infrastructures sanitaires, d'inégalité d'accès aux soins et de prolifération des cliniques privées officielles ou clandestines, en l'absence d'un contrôle effectif des communes urbaines, il a été particulièrement difficile de circonscrire l'épidémie. Les itinéraires thérapeutiques des patients guinéens, naviguant sans cesse entre les tradipraticiens et la médecine moderne, entre les structures privées et publiques, ont compliqué le repérage des cas d'Ebola. De plus, dans les quartiers les plus enclavés, les habitants doivent organiser indépendamment de l'Etat l'adduction d'eau et d'électricité, l'accès aux services de santé et à l'éducation. Cela entraîne la naissance de fortes solidarités urbaines, d'un sentiment d'identification de chacun avec son quartier qui n'est pas indépendant des réticences contre la Riposte. L'une des énigmes d'Ebola résidait du fait que, même si les familles touchées par l'épidémie acceptaient les mesures imposées par la Riposte, leurs voisins s'y opposaient, en empêchant par des jets de pierres les opérations sanitaires. De telles conduites étaient dictées par la peur de la stigmatisation de leur quartier ou secteur. C'est pourquoi le concept de mouvement NIMBY, que nous avons utilisé pour analyser les conduites de révolte des populations contre la Riposte en milieu urbain, a été particulièrement heuristique pour comprendre les conduites des habitants des quartiers et des villages.

L'un des apports les plus significatifs de la socio anthropologie a aussi été l'élucidation des réticences envers la Riposte dictées par des facteurs culturels. La plupart des articles publiés sur cette épidémie mettent en évidence cet aspect, en soulignant à quel point certaines mesures représentaient une transgression des valeurs sociales et religieuses des populations concernées. En particulier, beaucoup de ces mesures, telles que l'enterrement des corps des malades d'Ebola, ou l'interdiction de déplacer les patients ou les cadavres, étaient en porte-à-faux avec les traditions et les croyances religieuses. Au moment de la maladie d'un proche ou de la mort, où les familles endeuillées s'attendaient à la compassion, elles se sont retrouvées face à des opérateurs de la Croix-Rouge ou de l'OMS, qui les soumettaient systématiquement à une enquête obligatoire prenant l'allure d'un interrogatoire. La présence des acteurs de la Riposte dans des familles avec lesquelles ils n'avaient pas de liens de parenté ou de relations sociales, dans les moments de deuil, était ressentie par elles comme une intrusion dans la sphère de leur intimité. Au-delà de ces réticences d'ordre culturel, que nous avons touchées seulement superficiellement parce qu'elles ont déjà été abondamment traitées dans la littérature, nous avons cherché à appliquer à cette épidémie notre regard de sociologue du travail, en montrant comment la Riposte a affecté de manière différenciée les intérêts de différentes catégories socioprofessionnelles.

Enfin, l'épidémie d'Ebola est apparue en Guinée trois ans après l'élection présidentielle de 2010, dont les campagnes très violentes et les résultats très contestés ont largement contribué à diviser le pays. La forte bipolarisation de la vie politique, qui emprunte un caractère ethnique, entraîne une socialisation des militants à une forme de pensée unique, selon laquelle ce qui est présenté et défendu par la mouvance présidentielle est systématiquement rejeté par le camp adverse, et vice-versa. Il y a également une forte personnalisation du pouvoir, avec une forme de culte de la personnalité pour le leader préféré et de diabolisation de l'adversaire. C'est dans ce contexte très tendu, amplifié par les débats radiophoniques, que l'épidémie a été assimilée à une manœuvre politique du président pour empêcher la tenue de nouvelles élections présidentielles et pour profiter de l'aide financière internationale, à des fins d'enrichissement personnel.

De surcroît, la communication verticale de la Riposte, calquée sur la structure administrative, s'est appuyée sur des élus locaux largement délégitimés, soit à cause de leur nomination par le parti au pouvoir dans des quartiers proches de l'opposition, soit en raison de l'usure du pouvoir. Certains de ces élus, au pouvoir depuis des décennies, sont perçus par les populations comme les complices de différents régimes corrompus et indifférents à la souffrance des populations. La nomination des CVV et des CVQ parmi les membres de leur famille n'a fait que renforcer des soupçons relatifs à leur corruption et à leur volonté de profiter de l'épidémie pour s'enrichir.

Ainsi, la réticence s'est confondue avec la protestation contre l'Etat, dans la mesure où les acteurs locaux de la Riposte ont été désignés tantôt comme « les gens d'Ebola » tantôt comme « Menguèsanyi », les jambes du chef en langue soussou, c'est-à-dire les représentants de l'autorité politique. C'est pourquoi nous nous sommes inscrits dans une perspective de la socio-anthropologie dynamique de Georges Balandier, pour démontrer que les réticences silencieuses s'inscrivent dans une logique de ruse face à l'autorité de l'Etat, déjà manifestée lors de la colonisation et des différents régimes autoritaires que ce Pays a connus. C'est pourquoi nous considérons Ebola, dans cette perspective, comme une conjoncture qui a imposé aux populations de nouvelles contraintes, auxquelles elles ont parfois résisté de manière tacite, à travers la ruse, la dérision et la réactivation de mythes protecteurs, tel que celui de Tana Village. L'analogie des stratégies déployées avec les ruses de la période coloniale nous amène aussi à évoquer l'apparition de l'épidémie d'Ebola dans un contexte postcolonial. La méfiance suscitée par les institutions étrangères et par les opérateurs occidentaux n'est pas indépendante du traumatisme de populations qui ont toujours subi un rapport de domination de la part de l'Occident, caractérisé par des logiques d'extraction, d'exploitation et de prédation des hommes et des ressources naturelles.

Dans cette étude, nous avons cherché à aller aux sources de la profonde méfiance entre la population et les élites qui a tant influencé la réticence. Nous avons évoqué la méfiance envers les lettrés existant depuis l'époque coloniale (Gérard 1997), pour remarquer combien, au cours de cette épidémie, des populations rurales ou urbaines peu scolarisées se sont senties livrées à des opérateurs instruits, dont les connaissances pourraient être utilisées en leur faveur, mais aussi contre eux. Nous avons aussi exploré la méfiance envers les élites alimentée par les différents Présidents de la Guinée, qui se sont toujours présentés comme les défenseurs du peuple face à une élite avide et corrompue, attachée à ses privilèges et préoccupée d'utiliser ses connaissances pour s'enrichir aux dépens de la population analphabète.

De tels discours, accompagnés du constat de la crise économique et sociale à laquelle la Guinée est confrontée depuis un demi-siècle, ont convaincu les Guinéens analphabètes ou peu scolarisés de l'existence d'un complot permanent de cette couche sociale au détriment du peuple. Au-delà de cette diabolisation, le manque de transparence dans la gestion des deniers publics, l'absence du principe d'accountability, les actions unilatérales de l'exécutif dans la prise de décisions importantes, notamment dans le domaine de l'exploitation minière, ont conforté une telle méfiance. De plus, le recours fréquent de la part des cadres à un langage technocratique soutenu, voire hermétique, pour défendre leurs décisions, contribue à créer une distance entre les populations et l'élite. Cela pourrait être vrai aussi pour le langage scientifique et médical utilisé pendant l'épidémie d'Ebola lors des communications officielles, même si les messages de sensibilisation étaient traduits en langues locales et illustrées à travers l'utilisation de la boite à image.

Pour comprendre davantage les énigmes d'Ebola, il fallait procéder à une analyse multidimensionnelle capable de prendre en compte tous ces facteurs. C'est pourquoi cette aventure socio-anthropologique nous a également permis de mieux comprendre la société guinéenne dans ses multiples facettes. Cela dit, il y a lieu de rappeler encore une fois, en nous situant dans une perspective anthropologique, que la réaction vis-à-vis d'Ebola a été avant tout humaine. Toutes les sociétés auraient été désemparées face à l'apparition soudaine d'une maladie inconnue et terrifiante, évoquant immédiatement la menace d'une mort presque certaine. Paillard (1994) nous montre qu'au sein de la société française, les débuts de l'épidémie du Sida ont été accompagnés par des réactions de déni, des rumeurs et des doutes, surgis au sein d'une population pourtant plus scolarisée et mieux protégée par un système de santé performant. Ce caractère humain, universel, de la terreur face à une épidémie est évoqué aussi bien par des anthropologues, comme Barry Hewlett, que par des opérateurs. Par exemple, les médecins belges interrogés par Marine Decaillet (2015) à leur retour des pays touchés par l'épidémie font preuve d'empathie et montrent leur compréhension vis-à-vis des réticences, en expliquant qu'ils auraient sans doute réagi de la même manière.

La reconstruction du système de Santé et l'épidémie d'Ebola : vers un engagement communautaire ?

Le gouvernement guinéen a tenté de prendre le bon côté des choses, pour faire de cette situation de crise sanitaire, une opportunité afin de reconstruire le système de santé qui a montré toutes ses lacunes à l'occasion de la lutte contre Ebola.

Le système de santé a, certes, bénéficié de l'aide financière des Etats et des institutions partenaires du développement pour lutter contre l'épidémie. Il a également bénéficié de certaines infrastructures, notamment le laboratoire Pasteur offert par la France. Les infrastructures et les équipements des Centres de Traitement d'Ebola pourraient être reconvertis en centres de santé supplémentaires. Tous les locaux des DPS et DCS ont bénéficié de salles de réunion, de groupes électrogènes et d'autres matériels informatiques. Cela dit, ces infrastructures demeurent encore insuffisantes pour répondre à la demande de santé en Guinée, surtout en milieu rural et dans les quartiers périphériques enclavés de Conakry.

Le système de santé guinéen dans son ensemble a bénéficié d'un bon diagnostic sur lequel le gouvernement peut s'appuyer pour initier des projets visant à améliorer ses structures. Par exemple, toutes les DPS ou DCS ont eu des informations précieuses concernant l'existence et le fonctionnement des structures sanitaires privées de leurs circonscriptions respectives. Les inspections de l'OMS et de CDC ont donc permis de constituer des bases de données importantes.

Dans le cadre de la surveillance post Ebola, la coopération française a mis en place, des Equipes Régionales d'Alerte et Riposte aux épidémies (ERARE). Les médecins membres des directions régionales de la santé et les cadres des DPS ont été choisis et soumis à une formation de trente jours dispensée par une institution médicale française, appelée Expertise France. À Conakry, sept médecins de chaque DCS ont reçu cette formation qui les a préparés à réagir contre les épidémies, afin de les éradiquer rapidement. Les équipes ERARE de chaque DPS ou DCS ont été également dotées de matériels logistiques, notamment des voitures 4x4 leur permettant de répondre de manière efficace et rapide dans des situations d'urgence. La structure d'ERARE a été élargie au niveau des préfectures, avec les EPARE (Equipe Préfectorale d'Alerte et de Riposte aux Epidémies) et des cinq communes urbaines de Conakry.

L'un des acquis les plus importants de la Riposte est le recrutement et la formation par l'OMS de plus de 500 jeunes médecins guinéens. La Guinée dispose ainsi d'une précieuse ressource humaine qui sera utilisée dans le cadre de la reconstruction du système de santé : tous ces médecins ont été recrutés par la Fonction publique. Certains d'entre eux sont, d'ailleurs, utilisés actuellement dans le cadre de l'épidémie d'Ebola au Congo. La Coordination Nationale de Riposte a été maintenue, en la transformant en Agence Nationale de Sécurité Sanitaire (ANSS), toujours dirigée par Dr. Sakoba Keita, qui continue de bénéficier des conseils des médecins de l'OMS. Il y a cependant d'autres acteurs, dont les rôles ont été très déterminants dans la lutte contre Ebola, qui n'ont pas été recrutés, contrairement aux médecins. Tous les acteurs de la MOSO, notamment les communicateurs, les journalistes et les socio-anthropologues, n'ont pas été recrutés. L'une des énigmes d'Ebola réside du fait que des disciplines telles que l'anthropologie et la sociologie n'ont jamais été aussi importantes et considérées en Guinée comme pendant cette épidémie. D'habitude, les étudiants qui fréquentent ces disciplines sont considérés comme des futurs chômeurs, car on considère que ces disciplines n'ont pas vraiment d'application concrète. Cette épidémie a aussi relevé l'inexistence des spécialistes de la communication et de la psychologie. Cependant, malgré l'importance décisive de ces disciplines dans la lutte contre l'épidémie, l'absence de recrutement de ces professionnels dans un cadre de surveillance sanitaire post-Ebola est révélateur du fait que, consciemment ou inconsciemment, on continue de considérer la santé comme un problème seulement médical et clinique, réservé aux médecins. De plus, des collègues universitaires nord européens et américains continuent de faire de la recherche sur Ebola et sur les problèmes qui en découlent. Cette épidémie laisse des fissures, des plaies, des déchirures du tissu social, des conflits dans les voisinages où des familles ont été stigmatisées, des problèmes de réinsertion professionnelle et sociale des guéris. Or, les résultats de ces recherches ne sont pas connus et centralisés au niveau de l'Agence Nationale Sanitaire, qui ne pourra donc pas les utiliser. A ma connaissance, il n'y a pas eu, non plus, de recherches fondamentales nationales qui ont été lancées après l'épidémie, dans un contexte où la recherche fondamentale est presque inexistante, contrairement aux activités de consultance, considérées comme un complément du maigre salaire des enseignants-chercheurs.

Pour pallier la faiblesse de la gouvernance sanitaire, dans un contexte de retrait progressif des partenaires internationaux, l'OMS a introduit un programme d'engament communautaire pour amener les populations à prendre en charge leurs problèmes de santé en participant activement à la surveillance à base communautaire. Il s'agit de leur transmettre les notions relatives aux maladies à potentiel épidémique, leurs symptômes et les conduites à tenir face à une nouvelle situation épidémique ou à un quelconque événement inhabituel dans leurs quartiers ou villages. Il s'agit d'exhorter les populations à pérenniser les acquis de la Riposte, notamment le lavage des mains et l'utilisation du chlore et à respecter de façon générale les consignes d'hygiène.

En optant cette fois-ci pour une communication plus horizontale, conformément aux suggestions des consultants socio anthropologues, cette formation a ciblé au niveau de chaque coordination préfectorale ou communale de la Riposte, des centaines d'individus appartenant aux différentes couches sociales notamment les femmes, les jeunes leaders, les hommes adultes, les chefs religieux, les guérisseurs, les chauffeurs de taxi, etc.

Dans la commune de Matoto à Conakry, à l'occasion de ces séances de formation ou de sensibilisation de masse présidées par les autorités communales ou préfectorales, chaque participant reçoit un repas et les frais de transport. Cependant, les membres des communautés urbaines s'engagent toujours à participer activement à la surveillance à base communautaire, sans pour autant adhérer réellement aux stratégies de la Riposte. C'est pourquoi il y a toujours un contraste entre l'engouement avec lequel ils affichent leur compréhension et adhésion aux opérations de la Riposte et les conduites de réticences et de rejets de tous les symboles d'Ebola. C'est ce qui irrite souvent les acteurs de la Riposte en majorité des jeunes médecins, qui sont choqués de voir des personnes âgées qui ne tiennent pas leurs promesses. Les mêmes stratégies observées pendant l'épidémie se poursuivent donc dans le cadre de l'engagement communautaire.

Les voitures 4 x 4 de couleur blanche, les ambulances avec une Croix-Rouge, les kits de lavage de mains et la distribution des produits d'hygiène et de désinfectants constituent désormais, dans l'imaginaire collectif des populations, des symboles d'Ebola et de son corollaire de malheurs. C'est pourquoi beaucoup d'individus mal informés et imprégnés de croyances traditionnelles qui les rendent fatalistes pensent que ces symboles seraient sources de malédiction ou malheurs, « khata » en soussou, qui pourraient se traduire par le retour d'Ebola. Or ils ne veulent désormais ni revoir ni entendre parler d'Ebola au sein de leurs communautés respectives.

Malgré tous ces efforts pour comprendre et expliquer les conduites des Guinéens vis-à-vis de cette épidémie, elle demeure encore une énigme, qui alimente des doutes même au sein des couches les plus scolarisées, dans la mesure où elle soulève des questions auxquelles on n'a pas encore répondu scientifiquement. En particulier, son origine et le rôle joué par des animaux qui en seraient les vecteurs, comme les chauves-souris, alimentent de nouvelles recherches épidémiologiques, qui se heurtent elles aussi à des réticences. C'est ainsi que le journal La Croix relate que des biologistes guinéens, avec des experts internationaux, ont essayé de soumettre à des tests des chauves-souris capturées dans plusieurs régions de la Guinée. En Guinée forestière, en 2018, lorsqu'ils recueillaient des échantillons, ils ont été chassés par la population d'un village, les soupçonnant d'être venus injecter Ebola dans les chauves-souris afin de contaminer la population. Cet épisode montre bien à quel point l'éradication de cette épidémie n'a pas mis fin aux soupçons qui ont accompagné Ebola et qui continuent de persister chez les populations, pour lesquelles l'apparition de ce virus meurtrier demeure entourée d'énigmes.

Contrairement à Ebola, l'épidémie de Coronavirus ne suscite pas autant de réactions de déni de la part de la population. Mais en tenant compte de toutes les dispositions prises par l'Etat guinéen et ses partenaires dans le domaine de la santé, notamment OMS et la Coopération française, pour éviter une autre épidémie, on peut se demander comment COVID 19, à son tour, a pu atterrir facilement en Guinée et évoluer jusqu'à toucher près de deux mille personnes ? Après l'éradication de l'épidémie d'Ebola en 2016, la toute puissante coordination de la Riposte, qui avait fait ses preuves, a été maintenue par le Président de la République en la transformant en Agence Nationale de Sécurité Sanitaire. Avant Coronavirus, la Guinée n'est-elle pas l'un des rares pays où il y a, en plus du ministère de la Santé, une structure de prévention autonome visant à contrer de telles épidémies ? De plus, comme nous venons de le souligner ci-haut, la Guinée a implanté, avec l'aide de la Coopération française, des structures telles que ERARE, dont les médecins ont été formés pour agir rapidement contre toute menace sanitaire. L'épidémie de Coronavirus n'est pas arrivée en Guinée de manière soudaine et inattendue, comme Ebola, mais nous étions déjà informés de son existence et de la menace qu'elle représente. Pourquoi alors la Riposte n'est pas encore efficace ? Malgré la dangerosité de cette épidémie, la Riposte guinéenne aurait dû être l'une des plus rassurantes : pourquoi autant d'hésitations et de tergiversations, sur fond de polémique, au lieu de décisions et de stratégies concrètes ? Par exemple, la fermeture précoce de la frontière aérienne ou le confinement et la surveillance de tous les passagers des derniers vols en provenance de l'Europe auraient été des mesures efficaces. Comment ne pas les appliquer dans un pays qui a été confronté à la fuite des contacts pendant toute l'épidémie d'Ebola ? Ces décideurs ont-ils oublié la psychologie des cas suspects d'Ebola, qui avaient tendance à se soustraire à la surveillance pour s'abriter dans les quartiers ou dans les villages les plus enclavés ? Pourquoi, pendant qu'on était en train de rabâcher les mêmes messages de lavage de mains et de distanciation sociale, certes utiles, on n'a pas su centrer nos messages sur cette couche de la société guinéenne qui circule plus facilement entre l'Europe et l'Afrique ? Toutes ces questions constituent de nouvelles énigmes qui demandent à être résolues.

Bibliographie

Abraham, W. 1962 The mind of Africa. London : Chicago : University of Chicago Press.

Agier, M. 2010. 'Un dimanche à Kissidougou', Cahiers d'études Africaines, 198-200.

Amselle, J.L. et M'bokolo, E. 1985. Au cœur de l'ethnie : ethnies, tribalisme et Etat en Afrique. Paris : La découverte.

Anoko, Julienne. 2014. "Communication with rebellious communities during an outbreak of Ebola Virus Disease in Guinea: an anthropological approach." http://www.ebolaanthropology.net/case_studies/communication-with-rebellious-communities-during-anoutbreak-of-ebola-virus-disease-in-guinea-an-anthropological-approach/

Barry, B. 1988. La Sénégambie du XVè au XIXè siècle. Traite négrière, islam et conquete coloniale. Paris : L'Harmattan.

Béhar L. et V. Simoulin, « Le NIMBY (Not in My Backyard) : une dénonciation du localisme qui maintient l'illusion du local », *Politiques et management public*, Vol 31/2 | 2014, 151-167.

Berliner, D. 2013 *Mémoires religieuses Baga.* Génève : Musée Barbier-Mueller.

Botta Somparé E. et A.W. Somparé, 2018. "D'éleveurs nomades à migrants urbains. Mobilité sociale et géographique chez les Peul de la Guinée Maritime" in Carboni, M. et G. Sistu (eds.) *Mobility and minorities in Africa.* Roma : Aracne editore.

Botta Somparé, E. et A. W. Somparé, 2018 « La condition enseignante en Guinée : stratégies de survie dans le champ scolaire et universitaire guinéen » in *Cahiers de Recherche sur l'éducation et le savoir*, n.18

Botta Sompare, E. et A. W. Somparé 2018. "Le nuove identità di Conakry" in L'Africa delle città/Urban Africa. Torino: Academia Press.

Botta Sompare, E. et A. W. Sompare 2016 "The Discouraged Peasants. Pauperisation and social inequality among Guinean farmers and cattle Breeders" in *Rivista Internationazionale di scienze Sociali*, 2016; n 2 .pp 213 – 228.

Botta Sompare, E. 2015. Education familiale et scolaire dans une société pastorale guinéenne. Paris : L'harmattan.

Bourdieu, P. 1980. *Questions de sociologie.* Paris : Editions de Minuit.

Dagenais, Huguette. "Méthodologie féministe et anthropologie : une alliance possible », *Anthropologie et société* vol.11, n.1, 1987, pp. 19-44

Decaillet, M. 2005. « Ebola face à la rumeur. Etude des rumeurs et de leur gestion par l'Organisation Médecins sans Frontières durant l'épidémie de Virus Ebola, 2013-2015. » Mémoire de Master, Université des Sciences et Technologies Lille I.

Desclaux, A. et K. Sow. 2016. « Des anthropologues face à l'épidémie d'Ebola » in *Journal des anthropologues,* n. 144-145

Dozon, Jean-Pierre and Didier Fassin (eds.) 2001. *Critique de la Santé publique : Une Approche Anthropologique*. Paris : Éditions Balland.

Doumbouya, Mohamed Lamine. 2008. « Accessibilité des services de santé en Afrique del'Ouest : le cas de la Guinée ». Working paper <halshs-00229696>.

Durkheim, E. 1889. « Communauté et société selon Tönnies » in *Revue philosophique,* n. 27, pp.416-422.

Epelboin, A. 2009. « L'anthropologue dans la réponse aux épidémies : science, savoir-faire ou placebo ? », *Bulletin Amades,* n. 78.

Favret-Saada, Jeanne. 2000. 'Sorcellerie', in Pierre Bonte and Michel Izard (eds), Dictionnaire de l'Ethnologie et de l'Anthropologie. Paris : Presses Universitaires de France, pp. 871-873.

Fairhead J. 2016 "Understanding Social Resistance to Ebola Response in the Forest Region of the Republic of Guinea: An Anthropological Perspective » in *African Studies Review.*

Fribault, M. 2015. « Ebola en Guinée : violences historiques et régimes de doute », *Anthropologie et santé,* n. 11.

Faye, S.L. 2015. « L'"exceptionnalité" d'Ebola et les « réticences » populaires en Guinée Conakry. Réflexions à partir d'une approche d'anthropologie symétrique » in *Anthropologie et santé,* n. 11.

Feldham, Nehara « Relations familiales et rapports sociaux de sexe au Mali », *Journal des anthropologues,* n.124-125, 2011.

Froissart, P. 2002 *La rumeur.* Paris : Bellin

Gasquet-Blanchard, Clélia. 2014. « Les fièvres hémorragiques à virus Ebola et Marburg : les multiples enjeux d'une approche globale de la santé », *Journal des anthropologues*, 3, pp. 43-64.

Gérard, E. 1997. *La tentation du savoir en Afrique.* Paris : Karthala.

Gyekye, K. 1997 Tradition and Modernity: Oxford : Oxford University Press

Hewlett, B.S. et R. P. Amola. 2003 « Cultural contexts of Ebola in Northern Uganda" ; *Emerging Infectious Diseases;* n.9 (10), pp. 1242-1248

Jaffré, Yannick et Jean-Pierre Olivier de Sardan 2003. Une médecine inhospitalière. Paris, Karthala

Latour, B. 1991. Nous n'avons jamais été modernes. Essai d'anthropologie symétrique. Paris : La découverte.

Lallemand, S. 1993. La circulation des enfants en société traditionnelle. Prêt, don, échange. Paris : L'Harmattan

Lamp, F. 1996. Art of the Baga. A Drama of cultural Reinvention. New York : Museum of African Art.

Lavigne Delville, 2011. « Pour une anthropologie symétrique entre développeurs et développés », *Cahier d'Etdes Africaines,* pp. 491-509.

1987. Famille et résidence dans les villes africaines. Paris, L'Harmattan.

Le Marcis, F. 2015. « Traiter les corps comme des fagots. Production sociale de l'indifférence en contexte Ebola (Guinée) » *Anthropologie et santé. Revue internationale d'anthropologie de la santé,* Association AMADES »

Kaké, I.B. 1987. *Sékou Touré : le héros et le tyran.* Paris : Jeune Afrique livre

Olivier de Sardan, J.P. 1999. *Anthropologie et développement.* Paris : Karthala

Niang, C.I. 2014 « Ebola, une épidémie postcoloniale », *Politique étrangère,* n.4, pp. 97-109

Marcuse, H. 1968. *L'Homme unidimensionnel.* Paris : Editions de Minuit.

Marie, A., F. Vuarin, F. Leimdorfer, J-F — Werner, E. Gérard, O. Tiékoura (eds.) 1994. *L'Afrique des individus.* Paris : Karthala

Mve-Engonga, D. 2001. « La mort fang au Gabon : un phénomène social total à l'épreuve des interactions tradition-modernité ». Thèse de doctorat, Université Franche Comté de Besançon.

Paillard, B. 1994. L'épidémie, carnet d'un sociologue. Paris : Stock

Pelissier, P. 2000. « Les interactions rurales-urbaines en Afrique de l'Ouest et centrale » *Bulletin de l'APAD,* n. 19

Phillips, J. 2013. *Bandes de jeunes et émeutes urbaines.* Paris : L'Harmattan.

Proteau, L. 2002. *Passions scolaires en Côte d'Ivoire.* Paris : Karthala.

Polany K. 1983. *La grande transformation.* Paris : Gallimard

Reumaux, F. 1996. La veuve noire. Message et transmission de la rumeur. Paris : Kliencksieck.

Roussel, I. 2009. « Les inégalités environnementales » in *Air Pur,* n.76, 2009.

Rivière, Claude. 1972. Mutations sociales en Guinée. Paris : Editions Marcel Rivière

Senghor, L. S. 1937¨Liberté I. Négritude et Humanisme.

Shibutani, T. 1966 Improvised news: a sociological study of rumors. Indianapolis : Bobbs Merill.

Somparé, A. W. 2017. « La politique et les pratiques de santé en Guinée à l'épreuve de l'épidémie d'Ebola. Le cas de la ville de Conakry ». In *Lien social et politique*, n.78

Somparé, A.W. et E. Botta Somparé, 2017. « Mistrust during the Ebola epidemic in Guinea". In Muhlfried, F. (ed.) *Mistrust. Ethnographic approximations.*

Somparé, A.W. et E. Botta Somparé 2015. "Nelle nebbie di Ebola. Traduzioni e incomprensioni nell'emergenza sanitaria in Guinea" in Psiche n. 2- 2015

Sompare, A.W. 2015. « Les concepts et les théories sociologiques de classes sociales, mobilité et reproduction sociales à l'épreuve des réalités du terrain africain : l'exemple des villes minières et ouvrières de Guinée » in *Methodes,* n. 1-2

Sompare, A.W. 2013. « Une longue et laborieuse transition démocratique en Guinée » in *Annuaire Français des Relations internationales.*

Somparé, A. W. 2009 'Différenciation ethnique et construction de l'altérité dans les entreprises minières en Guinée' » in Alpha Ousmane Barry (ed.) *Discours d'Afrique*. Besançon : Presses Universitaires de Franche Comté, 111-125.

Somparé, A. 2006 « Mobilité, reproduction sociale ou notabilisation dans les villes minières et ouvrières de Guinée. L'entreprise, l'école, l'apprentissage et les groupes domestiques : une étude socio-anthropologique », thèse de doctorat, EHESS, Paris.

Sow, A.M. 1989. "Conflits ethniques dans un Etat révolutionnaire. Le cas guinéen. in J. P. Chrétien et G. Prunier (ed.) *Les ethnies ont une histoire.* Paris : Karthala.

Thomas, L. V. 1994 (1975) *Anthropologie de la mort.* Paris : Bibliothèque scientifique Payot.

Wagner, A.C. 2007. *Les classes sociales dans la mondialisation.* Paris : La Découverte.

Zempleni, Andreas. 1982. 'Anciens et nouveaux usages sociaux de la maladie en Afrique', Archives des Sciences Sociales des religions 54 (1) : 5-19.

Table des matières

Structures éditoriales du groupe L'Harmattan

L'Harmattan Italie
Via degli Artisti, 15
10124 Torino
harmattan.italia@gmail.com

L'Harmattan Hongrie
Kossuth l. u. 14-16.
1053 Budapest
harmattan@harmattan.hu

L'Harmattan Sénégal
10 VDN en face Mermoz
BP 45034 Dakar-Fann
senharmattan@gmail.com

L'Harmattan Cameroun
TSINGA/FECAFOOT
BP 11486 Yaoundé
inkoukam@gmail.com

L'Harmattan Burkina Faso
Achille Somé – tengnule@hotmail.fr

L'Harmattan Guinée
Almamya, rue KA 028 OKB Agency
BP 3470 Conakry
harmattanguinee@yahoo.fr

L'Harmattan RDC
185, avenue Nyangwe
Commune de Lingwala – Kinshasa
matangilamusadila@yahoo.fr

L'Harmattan Congo
67, boulevard Denis-Sassou-N'Guesso
BP 2874 Brazzaville
harmattan.congo@yahoo.fr

L'Harmattan Mali
Sirakoro-Meguetana V31
Bamako
syllaka@yahoo.fr

L'Harmattan Togo
Djidjole – Lomé
Maison Amela
face EPP BATOME
ddamela@aol.com

L'Harmattan Côte d'Ivoire
Résidence Karl – Cité des Arts
Abidjan-Cocody
03 BP 1588 Abidjan
espace_harmattan.ci@hotmail.fr

L'Harmattan Algérie
22, rue Moulay-Mohamed
31000 Oran
info2@harmattan-algerie.com

L'Harmattan Maroc
5, rue Ferrane-Kouicha, Talaâ-Elkbira
Chrableyine, Fès-Médine
30000 Fès
harmattan.maroc@gmail.com

Nos librairies en France

Librairie internationale
16, rue des Écoles – 75005 Paris
librairie.internationale@harmattan.fr
01 40 46 79 11
www.librairieharmattan.com

Librairie l'Espace Harmattan
21 bis, rue des Écoles – 75005 Paris
librairie.espace@harmattan.fr
01 43 29 49 42

Lib. sciences humaines & histoire
21, rue des Écoles – 75005 Paris
librairie.sh@harmattan.fr
01 46 34 13 71
www.librairieharmattansh.com

Lib. Méditerranée & Moyen-Orient
7, rue des Carmes – 75005 Paris
librairie.mediterranee@harmattan.fr
01 43 29 71 15

Librairie Le Lucernaire
53, rue Notre-Dame-des-Champs – 75006 Paris
librairie@lucernaire.fr
01 42 22 67 13

www.ingramcontent.com/pod-product-compliance
Lightning Source LLC
LaVergne TN
LVHW011313061026
849535LV00005B/1542